Direito à Saúde

Direito à Saúde

A LIMITAÇÃO DO INTERVENCIONISMO JUDICIAL

2022

Luane Silva Nascimento

ALMEDINA

DIREITO À SAÚDE
A LIMITAÇÃO DO INTERVENCIONISMO JUDICIAL

AUTOR: Luane Silva Nascimento

DIRETOR ALMEDINA BRASIL: Rodrigo Mentz
EDITORA JURÍDICA: Manuella Santos de Castro
EDITOR DE DESENVOLVIMENTO: Aurélio Cesar Nogueira
ASSISTENTES EDITORIAIS: Isabela Leite e Larissa Nogueira
ESTAGIÁRIA DE PRODUÇÃO: Laura Roberti

DIAGRAMAÇÃO: Almedina
DESIGN DE CAPA: Roberta Bassanetto

ISBN: 9786556276601
Outubro, 2022

Dados Internacionais de Catalogação na Publicação (CIP)
(Câmara Brasileira do Livro, SP, Brasil)

Nascimento, Luane Silva
Direito à saúde : a limitação do intervencionismo judicial / Luane Silva Nascimento. – São Paulo : Almedina, 2022.

Bibliografia.
ISBN 978-65-5627-660-1

1. Direito a saúde – Brasil 2. Poder judiciário – Brasil I. Título.

22-117790 CDU-342.7(81)

Índices para catálogo sistemático:

1. Brasil : Direito à saúde : Direitos fundamentais 342.7(81)

Cibele Maria Dias – Bibliotecária - CRB-8/9427

Este livro segue as regras do novo Acordo Ortográfico da Língua Portuguesa (1990).

EDITORA: Almedina Brasil
Rua José Maria Lisboa, 860, Conj.131 e 132, Jardim Paulista | 01423-001 São Paulo | Brasil
editora@almedina.com.br
www.almedina.com.br

LISTA DE SIGLAS E ABREVIATURAS

- Bundesverfassungsgerichtsgesetz – BverfGG
- Constituição Espanhola – CE
- Constituição Federal de 1988 – CF/88
- Constituição da República Portuguesa – CRP
- Declaração Universal dos Direitos Humanos – DUDH
- Grundgesetz – GG
- Ley Orgánica del Tribunal Constitucional – LOTCE
- Organização Mundial da Saúde – OMS
- Sistema Nacional de Saúde – SNS
- Sistema Único de Saúde – SUS

SUMÁRIO

INTRODUÇÃO

Os temas relacionados à separação dos poderes, bem como à divisão de competências e atribuições aptas a caracterizar o âmbito de atividades atinentes a cada esfera são polêmicos desde a sua concepção, especialmente na realidade contemporânea que discute a legitimidade de atuação e a eventual sobrecarga na imiscuição de um na seara do outro.

Isso se deve às novas concepções que têm sido suscitadas acerca do princípio da separação dos poderes, posto que na composição originária, apesar de não ter sido defendida uma divisão radical de poderes pelo Barão de Montesquieu, referido princípio era dotado de maior carga separatista em que se atribuia, basicamente, funções às três esferas de Poder buscando proporcionar o funcionamento do aparelho Estatal.

Para que isso seja possível, apresentar-se-á reflexões pontuais e classificações que têm sido debatidas buscando enriquecer e consolidar um entendimento relativo ao tema em questão. Em decorrência, serão analisados os delineamentos valorativos envoltos aos direitos fundamentais, seu surgimento e significação e, de igual sorte, o reconhecimento do caráter fundamental que lhes reveste.

Em continuidade, serão enunciadas superficialmente as dimensões dos direitos fundamentais, já que não se pretende resolver a controvérsia que as polemiza, mas apenas discorrer de modo a situar o nobre leitor na ordem de surgimento dos direitos fundamentais e a sua decorrente sistematização nas constituições de vários ordenamentos jurídicos ao redor do mundo, circunstância que ensejou o reconhecimento dos direitos fundamentais e dos direitos fundamentais sociais dotando-os de carga normativa e o consequente amparo jurisdicional.

Amparo jurisdicional este que pode ser aferido pelos mecanismos aptos a protegerem e tutelarem os direitos fundamentais e os direitos econômicos, sociais e culturais, inclusive no direito comparado, por meio da exemplificação dos meios comumente utilizados para reparar situação que desrespeitou uma norma fundamental do indivíduo ou até mesmo aquela que potencialmente pode vir a lesioná-lo.

Na sequência, far-se-á considerações relativas ao direito à saúde, seu conceito e demonstração da fundamentalidade que lhe foi atruibuída por meio do evento da constitucionalização que, consequentemente, impulsionou a defesa do caráter jurisdicional do direito à saúde não apenas como um direito subjetivo, mas, especialmente, como um bem diretamente relacionado ao interesse público do Estado. Isto porque "só a partir de normas do legislador podem nascer pretensões jurídicas bem determinadas e invocáveis perante os poderes públicos"[1].

Para que isto fique mais claro, propõe-se a análise do interesse público e suas dimensões primária e secundária, ordenando o dever de promoção e, ainda neste contexto, a situação do direito à saúde como um bem do indivíduo que está diretamente associado à boa prática do Estado para que seja tutelado e protegido, tanto preventivamente, quanto restabelecendo a saúde que um dia foi tocada por alguma moléstia.

A ideia funcionalmente fragmentada dos poderes corrobora a trias montesquivina de outrora, nesta esteira, pode-se dizer, basicamente, que o Legislativo, exercitado pelos Parlamentos, detém a incumbência de redigir, promulgar, reformar e derrogar as leis, ao passo que o Executivo, representado pelo governo, tem a missão de cumprir as leis e atos normativos emanados do Legislativo ou de vetá-las, nos casos em que não houver veto pelo próprio Parlamento e, o Judiciário, atribuído aos Tribunais, de resolver os conflitos e administrar a justiça[2].

[1] HESSE, Konrad. Significado dos Direitos Fundamentais. In Temas Fundamentais de Direito Contitucional. Traduzido por Carlos dos Santos Almeida. 1ª Edição, 2009, 2ª tiragem 2013, Editora Saraiva, São Paulo, p. 46.

[2] SARLET, Ingo Wolfgang e MOLINARO, Carlos Alberto. Democracia – Separação de Poderes, Eficácia e Efetividade do Direito à Saúde no Judiciário brasileiro. Observatório do Direito à Saúde. Pontifícia Universidade Católica do Rio Grande do Sul, Porto Alegre, 2011, p. 23.

Neste ínterim, serão analisados os conceitos de competência e função com o intuito de demonstrar a responsabilidade que foi atribuida a cada esfera de poder quando se trata da efetivação da saúde. Assim, serão descritas as incumbências que pertinem ao Poder Legislativo, especialmente no que tange à sua função de normatização.

De igual sorte, será decrita a legitimidade precípua do Poder Executivo na concretização das normas que tutelam a proteção do direito à saúde procurando demonstrar que incumbe a ele implementar as políticas públicas aptas a assegurar o acesso e a guarda da saúde do cidadão, observando os limites orçamentários e elegendo as prioridades estatais em socorro das necessidades primárias.

Para arrematar as disposições do segundo capítulo, busca-se enunciar a possível conjuntura excessiva atualmente desempenhada pelo Poder Judiciário ao imiscuir-se no âmbito dos demais poderes a fim de resguardar a qualquer custo a saúde do indivíduo, restabelecendo-a ou protegendo-a contra as mais variadas moléstias que surgem desenfreadamente na sociedade cotidiana, em especial neste momento pandêmico.

Diante disso, o Poder judiciário, por vezes, tem exacerbado sua atuação e prejudicado o direito comum primário de uma comunidade a fim de assegurar ilimitadamente o direito fundamental social de uma só pessoa, mediante a prolação de sentenças concessivas de tratamentos e medicamentos de alto custo a serem suportados exclusivamente pelo orçamento público, ocasião em que acabam agindo ilegitimamente e em desfavor da maioria e elegendo, por si próprio e suas convicções, aquilo que julga ser prioridade em sede de política pública.

Por isso, debate-se a ausência de legitimidade democrática por parte dos juízes, que não foram democraticamente eleitos e, por isso, não exercem um mandato político ensejador de fiscalização e cobrança pelo cidadão que elegeu o seu representante naquela casa política configurando, com isso, um verdadeiro "governo de juízes"[3].

[3] Consoante nota de Cristina Queiroz, a expressão "government by judiciary" foi consagrada pelo juíz Walter Clark, em 1914, popularizada na Europa por Edouard Lambert, Le Governement des Juges et la lutte contre la législation socialle aux États-Unis, 1921. Confronte-se: QUEIROZ, Cristina M. M. Os actos políticos no Estado de Direito. O problema do controle jurídico do poder. Editora Almedina. Coimbra. 1990. p. 217.

Por todos estes motivos, postula-se uma alternativa que propicie a limitação funcional do Poder Judiciário fazendo com que ele atue restritamente àquilo que lhe incumbe, sem extrapolar suas funções e nem invadir as funções dos demais poderes. Destarte, busca-se, ainda, demonstrar a atribuição lídima para a realização do direito à saúde argumentando o âmbito e a possível legitimidade do Poder Judicial para intervir na sua concretização.

De igual forma, fazer com que seja compreendida a eventual extrapolação do Poder Judicial quando do cumprimento das medidas satisfativas individuais, ao desconsiderar a totalidade das políticas públicas em benefício do direito individual à saúde.

Para que isto seja possível, abordar-se-á a restrição da atividade judicante e a limitação dos custos dos direitos por meio da apresentação da cláusula da autocontenção judicial e a limitação orçamentária referida na teoria dos custos dos direitos, procurando identificar que todos os direitos têm custos e, por este motivo, necessitam de recursos financeiros para que possam ser efetivamente observados e concretizados.

Por fim, apresenta-se despretensiosa solução ao problema da proteção do direito à saúde na equalização dos meios de acesso à saúde de qualidade a ser prestada a todos os cidadãos pelo Estado, especificamente, àqueles que não detém poder aquisitivo bastante para prover seu sustento e de sua família e, com isso, ter condições de restaurar sua saúde sem que comprometa a sobrevivência daqueles que dependem de sua renda, facultando a concretização pela igualdade das vias de acesso e não restringindo apenas àqueles que possuem meios para a conquistar pelo meio jurisdicional.

CAPÍTULO 1
PRINCÍPIO DA SEPARAÇÃO DOS PODERES: O MODELO CLÁSSICO DE MONTESQUIEU E OS NOVOS DESAFIOS. UMA PERSPECTIVA PREAMBULAR DADA AO DIREITO À PROTEÇÃO DA SAÚDE

1. Delineamentos clássicos

Os preceitos primários do direito referem-se ao conjunto de normas criadas para gerir a vida em comunidade com o fim de manter a ordem e a paz, bem como o bom funcionamento do aparelho estatal. Por esse motivo, antes de compreender as atribuições do Estado – devidamente demarcado pelas suas esferas de atuação – mostra-se essencial tracejar referências conceituais básicas concernentes à estrutura estatal que deu origem à tríade política.

Nesse sentido, é preciso aludir os conceitos envolvendo o princípio da separação dos poderes[4], principalmente segundo a tripartição sublinhada por Montesquieu, além dos novos desafios que têm sido lançados sobre ele, haja vista as frequentes discussões sobre a eventual ofensa ao referido princípio, especialmente diante da postura ativista[5] frequentemente manifestada pelo Poder Judicial.

[4] Cumpre salientar o conceito de "poderes", segundo Gomes Canotilho, como os "sistemas ou complexos de órgãos aos quais a Constituição atribui certas competências para o exercício de certas funções". Canotilho, J. J. Gomes. Direito Constitucional e Teoria da Constituição. 7ª edição, 11ª Reimpresão, Editora Almedina, Coimbra, 2003, p. 543.

[5] No presente enredo, iremos abordar o ativismo judicial como "uma atitude, a escolha de um modo específico e proativo de interpretar a constituição, expandido seu sentido e

Intentaremos, igualmente, descrever o direito à proteção da saúde e sua fundamentalidade, bem como esclarecer a qual esfera de poder pertence a legitimidade para promovê-lo, conforme previsto na Constituição Federal.

Assim, considerando que os cidadãos clamavam, em épocas de outrora, pelo seu reconhecimento como sujeitos de direitos e passíveis de consideração[6] no âmbito administrativo, a junção de papéis existente na figura do príncipe, típico de um governo monárquico, acarretava arbitrariedade e total parcialidade na tomada de decisões.

O povo padecia do gozo da liberdade, esta politicamente considerada consistente no "poder fazer o que se deve querer, e a não ser forçado a fazer o que não se deve querer"[7]. Com a institucionalização[8] do princípio da divisão de poderes[9] preconizada por Montesquieu, novo olhar foi volvido para a figura estatal ponderando-se a existência de mais de uma esfera[10] de poder e, consequentemente, a tripartição à época apresen-

seu alcance". Cf. Barroso, Luís Roberto. Judicialização, Ativismo Judicial e Legitimidade Democrática. Disponível em: http://www.plataformademocratica.org/Publicacoes/12685_Cached.pdf.

[6] Piçarra, Nuno. A separação dos poderes como doutrina e princípio constitucional. Um contributo para o estudo das suas origens e evolução. Faculdade de Direito de Lisboa, Coimbra Editora, Coimbra, 1989, p. 49.

[7] Montesquieu. Do Espírito das Leis. Edições 70, Lisboa, 2011, Livro XI, p. 302.

[8] Podemos constatar que antes da proposta apresentada por Montesquieu, outros doutrinadores dispuseram sobre o tema. Desde Aristóteles, Platão, Políbio, Cícero, Maquiavel e Althusius até John Locke, Henry Bolingbroke e David Hume. Cf. Zippelius, Reinhold. Teoria Geral do Estado. 3ª edição, Fundação Calouste Gulbenkian, Lisboa, 1997, p. 407.

[9] Melo, António Moreira Barbosa de. Sobre o problema da competência para assentar. (Policopiadas). Coimbra, 1988, p. 01. Cumpre ressaltarmos que no decorrer do texto serão usadas como sinônimas as expressões "separação dos poderes" e "divisão dos poderes". Nesta esteira, Queiroz, Cristina M. M. Os actos políticos..., p. 54. Complementarmente, Gomes Canotilho ressalta que o princípio da separação dos poderes cinge-se em duas dimensões essencialmente conexas: "[1] a separação como 'divisão', 'controlo' e 'limite' do poder – dimensão negativa; [2] a separação como constitucionalização, ordenação e organização do poder do Estado tendente a decisões funcionalmente eficazes e materialmente justas (dimensão positiva). [...] ". Cf. Canotilho, J. J. Gomes. Direito Constitucional. 6ª edição, Editora Almedina, Coimbra, 1993, p. 365.

[10] Nuno Piçarra demonstra que a origem da separação dos poderes teve base no contexto britânico (meados do Século XV, na Inglaterra), quando então eram distinguidos um

tada, ressaltando-se a essencialidade das tarefas de cada um dos poderes e a desnecessidade de um interferir na atuação do outro, ou seja, o respeito pelos limites, com o intuito de proporcionar a redução de poderes do Estado com a delimitação do âmbito de exercício[11].

Não obstante a intenção manifestada fosse a de tipificar as funções[12] exercidas pelo Estado e, com isso, atribuir maior poder ao povo proporcionando efetivamente a igualdade e a legitimidade das ações públicas estatais, em nenhum modelo constitucional é possível constatar essa separação nitidamente realizada, haja vista que a interferência de um poder na esfera do outro é medida de controle do exercício do próprio poder.

Consoante preleção esboçada pelo Barão de Montesquieu "em cada Estado existem três tipos de poderes: o poder legislativo, o poder executor das coisas que dependem dos direitos dos povos, e o poder executor das que dependem do direito civil"[13]. Esta referência distingue as funções em, primeiro, o príncipe ou o magistrado fazer, corrigir ou revogar as leis; na sequência, a função de fazer a paz ou a guerra estabelecendo a segurança e prevenindo as invasões e, por fim, a terceira linha pune os crimes ou julga as divergências entre particulares, respectivamente.

Assim sendo, alerta-se para os casos em que na mesma autoridade ou no mesmo corpo de magistratura, o poder legislativo está reunido juntamente com o poder executor obstruindo a liberdade e ocasionando o receio que "o mesmo monarca ou o mesmo senado façam leis tirânicas para as executar tiranicamente. Também não há liberdade se o poder de julgar não estiver separado do poder legislativo e o do executor"[14]-[15]. Ora, caso o poder de julgar estivesse unido ao Poder Legislativo, poder-se-ia considerá-lo legislador tornando-se arbitrário e tolhedor da liberdade

poder governativo (gubernaculum) e um poder jurisdicional (jurisdictio). No entanto, a dicotomia funcional legislativo-executivo, além de ser uma nomenclação equivocada, afastava-se das classificações doutrinárias funcionais do Estado que ao tempo se faziam. Cf. Piçarra, Nuno. A separação dos poderes..., p. 50.

[11] Zippelius, Reinhold. Teoria Geral do Estado..., p. 407.

[12] Montesquieu. Do Espírito das Leis..., p. 305.

[13] Montesquieu. Do Espírito das Leis..., p. 305.

[14] Montesquieu. Do Espírito das Leis..., p. 305-306.

[15] Neste mesmo sentido, cf. Piçarra, Nuno. A separação dos poderes..., p. 52.

dos cidadãos[16]. De igual sorte, caso estivesse unido ao poder executor, o juiz poderia ter a força de um opressor[17].

Neste sentido, António Barbosa de Melo[18] defende a ideia da separação de poderes como "lei da Boa Razão" em que o princípio da competência se mostra como princípio estrutural e estruturante da ordem jurídica do Estado Constitucional.

Em suma, apesar de a obra de Montesquieu[19] não indicar a real atribuição de poderes a cada esfera, é possível manuseá-la de acordo com os ditames constitucionais denomidados de "sistema de freios e contrapesos"[20]-[21] possibilitando ao Estado a prática de atos gerais e especiais.

[16] Piçarra, Nuno. A separação dos poderes..., p. 51.

[17] Locke, John. Dois Tratados do Governo Civil. Editora Edições 70, Lisboa, 2006, p. 329. Faz-se mister observar, outrossim, que o acúmulo das funções de legislar e de executar as leis num só órgão provocaria demasiada tentação e ambição à natureza humana que poderiam dispersar-se das leis que fazem tendencionando a aplicá-las segundo seus próprios interesses. Referida advertência leva em consideração a rule of law, em que se verifica o respeito às normas como forma de desvencilhar-se do estado de natureza, ou seja, a liberdade condizente com o direito de fazer tudo o que as leis permitem. Contudo, não nos debruçaremos sobre este assunto, considerando dispensável na linha proposta essencialmente.

[18] Melo, António Moreira Barbosa de. Direito Administrativo II (A protecção jurisdicional dos Cidadãos perante a Administração Pública). (Policopiadas). Coimbra, 1987, p. 01.

[19] Conforme fora dito anteriormente, para Montesquieu, as funções típicas poder-se-iam ser conceituadas como: "o poder legislativo traduz-se no poder de fazer leis, por um certo tempo ou para sempre, e de corrigir ou ab-rogar as que estão feitas. O poder executivo das coisas que dependem do direito internacional ou, simplesmente, o poder executivo do Estado é o poder de fazer a paz ou a guerra, de enviar ou receber as embaixadas, de manter a segurança e de prevenir as invasões. O poder de julgar ou o poder executivo das coisas que dependem do direito civil é o poder de punir os crimes ou de julgar os litígios entre os particulares". Cf. Montesquieu. Do Espírito das Leis. Edições 70, Lisboa, 2011, Livro XI, capítulo VI.

[20] No que diz respeito ao sistema dos "freios e contrapesos", cf. Piçarra, Nuno. A separação dos poderes..., p. 79-87.

[21] Segundo Dimitri Dimoulis a teoria dos freios e contrapesos resume-se na criação de mecanismos de fiscalização recíproca dos poderes estatais. Cf. Dimoulis, Dimitri. Princípio da Separação dos Poderes. Texto extraído da obra Dicionário de Direito Constitucional, São Paulo, Editora Saraiva, 2007, p. 347-350. Não foi possível realizar a pesquisa diretamente ao material, contudo, podemos consultá-lo mediante a análise do seguinte

Nessa esteira, poder-se-á caracterizar os atos gerais como a atividade legiferante ordinária do Poder Legislativo reproduzindo-se normas abstratas e sem qualquer direcionamento a classes de pessoas ou privilégios de grupos de pessoas. De outra sorte, no que tange aos atos especiais, estes deveriam ser de promoção pelo Poder Executivo devidamente limitados à previsão normativa estabelecida pelo Legislativo e sem um mínimo de discricionariedade.

2. Novos desafios à separação dos poderes

A partir daqui, por meio da existência de norma abstrata, bem como da concretização dessas normas pelo Executivo, surge a necessidade de fiscalização daqueles atos como meio de controlar os limites dos atos gerais (competentes ao Legislativo) e dos atos especiais (de atribuição do Executivo), sendo este controle atribuído ao Poder Judiciário, pela verificação das normas de acordo com o que estabelece a Constituição, ademais, com o intuito de evitar a intromissão exagerada de um poder na esfera de competência do outro[22].

O rompimento da divisão dos poderes não se limita apenas quando um poder exerce influência sobre outro, sobretudo quando exerce funções típicas[23] do outro poder[24]. A possibilidade de substituição orgânica entre

link. Disponível em: http://ruthpettersen.com.br/area-restrita/category/2-unidade-i?download=128:anexo-ii-texto-n-2-principio-da-separacao-dos-poderes. Acesso em 17 de março de 2014.

22 Gomes Canotilho retrata que o importante num estado constitucional de direito não será saber se o que o legislador, o governo ou o juiz fazem são atos legislativos, executivos ou jurisdicionais, mas se o que eles fazem pode ser feito e é feito de forma legítima. Cf. Canotilho, J. J. Gomes. Direito Constitucional e Teoria ..., p. 251.

23 Podemos deduzir a essência funcional correspondente aos poderes sob os seguintes primas: à função legislativa incumbe, em sentido material, a decretação de normas jurídicas com força vinculativa geral; a administração executiva deve conceder aplicabilidade às normas jurídicas na medida em que estas sejam consideradas como fim público; e a administração da justiça terá como fim a promoção das normas jurídicas casualmente infringidas. Cf. Zippelius, Reinhold. Teoria Geral do Estado..., p. 413.

24 Neste sentido, Gomes Canotilho anota que a violação do núcleo essencial dos limites de competências, constitucionalmente fixado, pode colocar em jogo todo o sistema de legitimação, responsabilidade, controle e sanção, definido no texto constitucional. Canotilho, J. J. Gomes. Direito Constitucional e Teoria ..., p. 252.

os poderes conduziu a uma reflexão acerca do princípio da separação dos poderes, como era proposto por Montesquieu, com base nesta alternativa um determinado poder poderia agir sobre a esfera ou área funcional do outro relativizando a rigidez da clássica divisão dos poderes[25].

Visualiza-se esse tipo de comportamento quando, por exemplo, por meio de regulamentos, o Executivo cria direito dotado de vinculação geral ou quando os tribunais exercem funções administrativas na jurisdição voluntária ou, ainda, quando o Poder Judicial, em decorrência da interpretação e integração das lacunas legais, atua inevitavelmente no âmbito funcional do Poder Legislativo[26].

A maior crítica apresentada com relação à teoria da separação dos poderes é a sua incapacidade de observância pura, ou seja, não é tarefa fácil desvincular um poder de atuar na esfera do outro partindo para um plano meramente normativo e abstrato de concretização da separação de poderes.

Ora, se levarmos em conta as teorias puras delineadas por John Locke[27], o Poder Jurisdicional seria acoplado à função de julgar traduzida em executar a norma, porém, sem qualquer dotação de autonomia. Em dissonância, a visão de Montesquieu[28] demonstrava que, a despeito de prestigiar um poder autônomo encarregado da função jurisdicional, havia a necessidade do poder judicial se restringir à mera pronúncia da lei delimitando a atividade do juiz à letra da lei[29]-[30].

[25] Otero, Paulo. O Poder de Substituição em Direito Administrativo. Enquadramento Dogmático- Constitucional. Dissertação de doutoramento em Ciências Jurídico-Políticas na Faculdade de Direito da Universidade de Lisboa, Vol. I, LEX Lisboa, Lisboa, 1995, p. 31.

[26] Zippelius, Reinhold. Teoria Geral do Estado..., p. 416-417.

[27] Locke, John. Dois Tratados..., p. 329-331.

[28] Montesquieu. Do Espírito das Leis. Edições 70, Lisboa, 2011, Livro XI. Cap. VI.

[29] Garcia, Emerson. Princípio da Separação dos Poderes: os Órgãos Jurisdicionais e a Concreção dos Direitos Sociais in Revista da Faculdade de Direito da Universidade de Lisboa, Vol. 46, N. 2, 2005, p. 965.

[30] Far-se-á necessário, igualmente, ressaltar que eventual abrangência funcional do poder de julgar era primitivamente considerado, ora, senão vejamos, apenas juízes como "a boca que pronuncia as palavras das leis; são seres inanimados que não podem moderar nem a sua força, nem o seu rigor". Montesquieu. Do Espírito das Leis..., p. 313.

Em que pese o entendimento sustentado por Montesquieu[31] não fosse de uma separação rígida entre os poderes, ele adverte o risco de um poder imiscuir-se em outro, o que poderia acarretar tanto o enfraquecimento de ambos, como a sua corrupção. Ou seja, quanto mais poder se confere a uma pessoa, maior a probabilidade dela se corromper e desviar do cumprimento das funções previamente estabelecidas[32] ocasionando a perda da consideração da igualdade e da liberdade do povo/sociedade[33].

Essa possível concentração de poder é altamente prescindível, uma vez que apenas a incompatibilidade entre acumulação poderá garantir uma verdadeira divisão dos poderes[34], reafirmando, assim, a impossibilidade de um poder intrometer-se na esfera de atuação dos demais, sob pena de se caracterizar ilegítima[35] e sem poder de imposição perante o ordenamento jurídico e político-institucional[36].

[31] Nesse sentido, cf. ZIPPELIUS, Reinhold. Teoria Geral do Estado..., p. 409.

[32] Podemos verificar no sistema Norte-Americano correspondente à Constituição de 1787, que a disputa entre o Congresso e o Presidente não poderia ser considerada como um desenvolvimento da estrutura constitucional, diversamente, que teve como finalidade potenciar por meio da engenharia dos controles e compensações, com a intenção de contrariar a tendência para a perigosa concentração de poderes num único órgão de soberania. Cf. VASCONCELOS, Pedro Carlos Bacelar de. A separação dos poderes na Constituição Americana. Do veto legislativo ao executivo unitário – a crise regulatória. Boletim da Faculdade de Direito da Universidade de Coimbra, Coimbra Editora, Coimbra, 1994, p. 29-30.

[33] "Como normalmente os agentes do Estado (juízes, administradores ou legisladores) acreditam que 'separação de Poderes' é um princípio que apenas existe para garantir os 'nossos legítimos poderes' contra a 'intervenção indevida' dos 'outros' órgãos e agentes públicos, temos que acentuar que a advertência de Montesquieu se dirigia não contra esse ou aquele grupo, não contra esse ou aquele indivíduo, não apenas contra esse ou aquele órgão do Estado, mas contra qualquer indivíduo, qualquer grupo ou qualquer órgão do Estado, já que todos terão sempre a tendência, sempre e sempre, de acumular poder para dele, em seguida, abusar." GUEDES, Néviton. Tomemos a sério o princípio da separação de Poderes. Disponível em: http://www.conjur.com.br/2013-jan-21/constituicao-poder-tomemos-serio-principio-separacao-poderes. Acesso em 10 de fevereiro de 2014.

[34] ZIPPELIUS, Reinhold. Teoria Geral do Estado..., p. 410.

[35] De acordo com Gomes Canotilho, as competências legislativa, executiva e judicial são provenientes diretamente da constituição ou derivadas da lei, por isso, fala-se em competências constitucionais e competências legais. Nesta esteira, vale ressaltar a relevância principiológica envolvendo a indisponibilidade das competências, que está diretamente

Com base nisso, é possível notar que a acepção de separação de poderes, como fora primordialmente exposta por Montesquieu, tem padecido por severas alterações e nova roupagem jurídica. Isso não quer dizer que os valores primordiais tenham se perdido, mas sim, que novas considerações têm se adequado para atender às demandas sociais atuais.

Fala-se, nesta esteira, da colaboração entre os poderes[37], em vez da absoluta compartimentação entre órgãos e atividades por estes desem-

atrelada ao princípio da tipicidade das competências. A observância destes princípios justifica a proibição da alteração das regras constitucionais de competência dos órgãos de soberania, mesmo no caso de exceção constitucional. Ao passo que podemos destacar, igualmente, a existência de competências exclusivas, concorrentes e competências-quadro. No que diz respeito às competências implícitas e explícitas, vale dizer que vige o princípio da conformidade funcional, com base nisso, quando a constituição define de certa forma a competência e função dos órgãos de soberania, estes órgãos devem manter-se no quadro de competências constitucionalmente definido, não devendo modificar, por via interpretativa a repartição, coordenação e equilíbrio de poderes, funções e tarefas inerentes ao referido quadro de competências. CANOTILHO, J. J. Gomes. Direito Constitucional e Teoria ..., p. 546-548. (grifos da autora)

[36] Em consonância com o esboço de Reinhold Zippelius "as competências de regulação estão distribuídas de modo a que se constitua um equilíbrio organizativo dos poderes. Os controlos do Estado de Direito estão conformados por forma a que sejam independentes ('diferenciados') dos poderes que devem ser controlados. Através das garantias dos direitos fundamentais, determinados âmbitos de liberdade dos indivíduos (p. ex., as liberdades de confissão ou da formação da opinião) subtraem-se em certa medida à competência de regulação do legislador e assim também à intervenção da maioria". Cf. ZIPPELIUS, Reinhold. Teoria Geral do Estado..., p. 392.

[37] "Porventura, com excepção da Constituição do Directório, as primeiras aplicações efectivas da doutrina da separação de poderes caracterizam-se, desde logo, em maior ou menor grau, pela recíproca colaboração entre os poderes, em vez da absoluta compartimentação entre órgãos e actividades por este desempenhadas. Tal solução – única viável na prática – correspondia aliás ao entendimento do próprio Montesquieu, que previra a existência de relações mútuas entre os três poderes do Estado. Embora tendencial, a independência funcional não foi pois normalmente levada ao extremo de incumbir cada órgão apenas da actividade típica em que se especializava. E se os rigores da geometria institucional foram desde logo temperados, a correção que as necessidades de ordem prática impuseram ao excesso de zelo de alguns protagonistas do período revolucionário foi mais longe, estendendo-se à interdependência institucional, traduzida num complexo regime de colaboração entre poderes. [...] Uma das vertentes da interdependência institucional é o controlo recíproco de poder (checks and balances). A ideia do equilíbrio de poderes avultava já nas fontes inspiradoras da doutrina de Montesquieu e não existe

penhadas assim, embora a ideia inicial fosse a separação total entre as funções dos poderes, esta independência funcional não foi considerada ao extremo, nos casos em que estariam aptos a desempenharem apenas as atividades típicas nas quais se especializavam.

Um ponto que merece relevo e atenção diz respeito à indisponibilidade que caracteriza as funções típicas dos poderes, ocasião em que não poderão dispor de suas competências reservadas para que outro poder ou esfera de poder realize aquilo que lhe é constitucionalmente inerente. Destarte, só é possível eventual cessão, transferência ou alienação de poderes se houver prévia autorização constitucional[38].

Nesta esteira, sinteticamente, presume-se que nenhum órgão de soberania ou de diferente natureza pode avocar decisões ou praticar atos sobre aquelas matérias que foram constitucionalmente conferidas a outro órgão de soberania, sob pena de se configurar usurpação de poderes ou a inconstitucionalidade do ato indevidamente realizado, não sendo permitida a conferência de poder excepcional mediante a edição de alguma lei sobre matéria que a própria Constituição instituiu ao mencionado órgão. De outro modo, as outras formas de delegação de poderes não têm o condão de configurar intervenção substitutiva entre os órgãos de poder

relação antiética entre esta ideia e a de separação de poderes, antes se podendo considerar que a primeira é o resultado que através da separação se prossegue, o qual, por seu turno, constitui, no plano das relações institucionais, 'condictio sine qua non' de proteção dos direitos individuais contra os abusos do poder". CORREIA, José Manuel Sérvulo. Legalidade e autonomia contratual nos contratos administrativos. Dissertação de Doutoramento em Ciências Jurídico-Políticas na Faculdade de Direito da Universidade de Lisboa, Editora Almedina, Reimpressão da edição de 1987, p. 28- 29.

Cumpre ressalvar que a colaboração entre os poderes pode ser reportada à concepção originária de Montesquieu, segundo a vertente denominada como "equilíbrio das forças sociais", traduzindo uma condição da liberdade política. Cf. RANGEL, Paulo Castro. Repensar o Poder Judicial. Fundamentos e Fragmentos. Edição Publicações Universidade Católica, Porto, 2001, p. 116-117.

38 "Os princípios da imodificabilidade e da intransmissibilidade da competência fixada pela Constituição e, por outro lado, o princípio da separação dos poderes excluem liminarmente a possibilidade de intervenções substitutivas entre órgãos de soberania". OTERO, Paulo. O Poder de Substituição..., p. 256.

e, quando muito, representam a interdependência entre os poderes por meio do exercício comum por dois órgãos[39].

A despeito do que fora delineado, é importante ressalvar que existem circunstâncias específicas autorizativas[40] para a substituição no exercício das funções deum poder sobre o outro, desde que tenham como fonte direta o manto constitucional e estejam em consonância com os princípios e valores constitucionais. Diversamente, não poderão ser feitas se se tratar de situações excepcionais que possam interferir na forma habitual de administração do Estado, como estado de sítio, estado de defesa ou de emergência.

A possível autorização para o desempenho atípico da função típica de outro órgão nos leva a crer que, hodiernamente, não se pode falar apenas em separação ou divisão dos poderes, por não corresponderem aos mesmos princípios que vigoravam à época do constitucionalismo[41] traduzidos numa divisão radicalmente separada de poderes. Por esse motivo, vem se expandindo a predominância pelo termo "colaboração de poderes", retromencionado, que alcança em maior e melhor escala a realidade vivenciada no contexto constitucional atual[42]. Assim, fala-se de um des-

[39] Otero, Paulo. O Poder de Substituição..., p. 257.

[40] Desde que observadas as estruturas decisórias da Administração, especialmente no que tange ao funcionamento da Adminstração Pública, defesa da legalidade e promoção do desenvolvimento econômico- social e satisfação das necessidades coletivas. OTERO, Paulo. O Poder de Substituição..., p. 258.

[41] O constitucionalismo, na perspectiva de Rogério Soares, pode ser considerado como um movimento marcado pela opinião que "reclama que todo Estado disponha de uma lei formal fundamental, de uma constituição. Mas como é evidente, a palavra sofreu um trânsito de sentido. A constituição de que agora se fala já não é o modo porque está ordenada a sociedade, é o acto constitutivo desta ordenação no plano do sensível. Com tudo isto a ideia constitucional transformou-se num princípio ético-político, numa negação do absolutismo. Já não se afirma que todo o Estado tem a sua constituição, exige-se que todo o Estado deva ter a sua constituição (entenda-se numa constituição positiva)" (sic). Cf. SOARES, Rogério Guilherme Ehrhardt. O conceito ocidental de constituição. Boletim da Faculdade de Direito da Universidade de Macau. Ano 1, nº 1, 1997, p. 11-20.

[42] "A separação de poderes na actualidade não corresponde aos mesmos princípios que regiam nos inícios do constitucionalismo; na actualidade, os termos mais adequados não são os de divisão ou separação, mas os de distinção ou colaboração de poderes, o que resulta bem visível da consideração dos textos constitucionais e, em concreto, da Lei Fundamental

dobramento que levou à *interdependência institucional* retratando o complexo regime elaborado de colaboração entre os poderes[43].

Por sua vez, a *interdependência institucional* pode ser conceituada como o controle recíproco do poder (*checks and balances*[44]), relacionando-se diretamente com o equílibrio entre eles e compatível com o princípio da separação dos poderes, constituindo- se no plano das relações institucionais, *condictio sine qua non* de proteção dos direitos individuais contra os abusos do poder[45].

2.1. Modelo anglo-saxão

Comparativamente, pode-se dizer que a divisão dos poderes, sob a óptica norte-americana, é o direito orçamental rigorosamente aplicado como meio de limitação do executivo. Embora preconizasse uma separação bastante rígida entre os vários órgãos detentores de poder político, o ponto de vista deste ordenamento jurídico inspirava-se claramente na ideia do seu controle recíproco[46] e da teoria dos *checks and balances* supra-

de Bona. [...] Deste modo, importará considerar que o conceito de separação de poderes não é um princípio inamovível, mas algo sempre adaptável às circunstâncias concretas e a cada regime político em particular, desde que se mantenha a independência entre os diversos poderes que caracteriza o Estado de direito democrático, tal como é concretamente configurado na Constituição. [...] Acrescente-se que a ideia de colaboração entre poderes, como algo não incompatível com o princípio de separação de poderes, foi expressamente recebida no artigo 114º, nº 1, da Constituição, que consagra simultaneamente os princípios da separação e da interdependência entre os órgãos de soberania. [...]". Cf. Acórdão nº 195/1994, do Tribunal Constitucional Português, proferido no Processo nº 478/93, sob a relatoria do Exmo. Conselheiro Fernando Alves Correia.

[43] Correia, José Manuel Sérvulo. Legalidade e autonomia nos contratos administrativos. Reimpressão da edição de 1987, Dissertação de Doutoramento em Ciências Jurídico-Políticas na FDUL, Editora Almedina, p. 28-29.

[44] Podemos caracterizar a doutrina da balança dos poderes como meio apto a equilibrar a atividade dos poderes legislativo e executivo almejando a qualidade política dos titulares dos órgãos a que correspondem. Ressaltando um nexo indissociável entre o veto e a legitimidade monárquica do Rei entre o impeachment e a legitimidade democrática do Parlamento. "Podem, todavia, ganhar total autonomia numa constituição cujo

[45] Correia, José Manuel Sérvulo. Legalidade e autonomia..., p. 29.

[46] Canotilho, J. J. Gomes. Direito Constitucional e Teoria ..., p. 565.

mencionada, o que favoreceu a receptividade e aceitação do controle das leis do parlamento pelos tribunais[47].

A partir daí, pode-se constatar que a atuação do Judiciário passou a desempenhar papel mais relevante perante o Estado fazendo surgir modalidades de um denominado criativismo norte-americano, de modo que o denominado "Criativismo tradicional, ortodoxo ou *soft*"[48] tinha como finalidade integrar os vazios legais, em que o texto da norma é colocado em segundo plano para privilegiar uma "realização jurídica de intencionalidade prático-teleológica"[49].

De outra sorte, o "Criativismo limítrofe, de fronteira ou *borderline*"[50] caracterizava-se por aquelas situações em que os juízes constitucionais estipulavam linhas de orientação ou recomendações acerca da política legislativa. Fala-se, ainda, na ocasião em que os juízes "declaram uma norma inconstitucional mas deferem para um momento ulterior a sua expulsão da ordem jurídica, permitindo ao legislador elaborar uma nova norma de acordo com o estabelecido ou sugerido na decisão judicial"[51].

Por fim, há que se destacar o "Criativismo patológico, heterodoxo ou *hard*"[52] consistente nas situações em que os juízes adequam as normas existentes ou as emendam ao invés de declará-las inconstitucionais. Cuida-se de um verdadeiro ativismo corretivo, mais ou menos moderado. Neste sentido, poder-se-á exemplificá-lo por meio das sentenças em que os juízes criam ou editam normas gerais fazendo-se substituir nos espaços vazios deixados pelo legislador, argumentando que apenas estão a desenvolver o tecido constitucional, particularmente por meio da concretização de princípios gerais aí previstos.

[47] Urbano, Maria Benedita. Curso de Justiça Constitucional. Evolução histórica e modelos de controlo da constitucionalidade. Editora Almedina, Coimbra, 2012, p. 18. Cf. Mauro Cappelletti. Il controllo giudiziario, p. 85 apud Urbano, Maria Benedita. Curso de Justiça Constitucional. Evolução..., p. 28.

[48] Urbano, Maria Benedita. The Law of Judges: Attempting against Montesquieu's legacy or a new configuration for an old principle? Boletim da Faculdade de Direito da Universidade de Coimbra, Vol. LXXXVI, Coimbra, 2010, p. 630.

[49] Urbano, Maria Benedita. Curso de Justiça Constitucional. Evolução..., p. 73-77.

[50] Urbano, Maria Benedita. The Law of Judges..., p. 630.

[51] Urbano, Maria Benedita. Curso de Justiça Constitucional. Evolução..., p. 73-77.

[52] Urbano, Maria Benedita. The Law of Judges..., p. 630.

Nota-se que a discussão sobre o ativismo judicial[53]-[54]-[55] é anterior ao século XX, ocasião em que o consideravam como uma verdadeira usurpação pelo Poder Judiciário da função legislativa ou, ainda, o uso impróprio do papel judicial ou uma intrusão ilegítima pelas cortes dentro de um domínio de outros ramos do governo que podem induzir consequências perniciosas, como a politização da justiça, a concentração excessiva de poder em um único ramo, o desequilíbrio dos poderes causado pela neutralização e o empobrecimento da esfera legislativa[56].

Nos Estados Unidos da América os direitos sociais ou positivos e as políticas sociais de afirmação eram estranhas à tradição constitucional até as décadas de 60 e 70 do último século. Com a inserção da *Second Bill of Rights* restou-se constituída a identidade nacional americana, bem

[53] Esta expressão foi utilizada pela primeira vez em janeiro de 1947, por Arthur Schlesinger Jr, um jornalista que introduziu o termo ao público em um artigo da Revista denominada Fortune. No referido artigo, Schlesinger explicitou as alianças e divisões ocorridas dentro da Suprema Corte Americana classificando os juízes como "ativistas judiciais" e do outro lado os "campeões de auto-controle". Cf. Kmiec, Keenan D. The origin and current meanings of "judicial activism" in Revista California Law Review, October, 2004. Disponível em: http://www.constitution.org/lrev/kmiec/judicial_activism.htm#Document2zzFN_Fd1. Acesso em 18 de agosto de 2014.

[54] O ativismo judicial pode ser entendido como o senso do juiz em modificar o direito daquilo que fora anteriormente previsto ou que fora previamente estatuído nas fontes legais, ocasião em que substitui, por vezes, a decisão do corpo representativo democraticamente eleito. O ativismo aumenta o espectro da ilegitimidade dos juízes alargando seu papel na sociedade e excedendo sua função de interpretação originária, enquanto a self-restraint carrega o risco dos juízes abdicarem da sua responsabilidade de revisão independente das ações governamentais. Mahoney, Paul. Judicial activism and judicial self-restraint in the European Court of Human Rights: Two sides of the same coin. In Human Rights Law Journal, Vol. 11, 1990, Parts 1-2, p. 58.

[55] Sob uma perspectiva simplificada, o ativismo "refere-se à competência e à responsabilidade no sentido de repartição de atribuições e funções; ou seja, a partir do momento em que um Poder constituído começa a desempenhar ou desenvolver uma atribuição que, genuinamente, o ordenamento jurídico não lhe imputa, configura-se uma atuação ativista". Rocha, Márcio Oliveira. Ativismo Judicial e Direito à Saúde. "O direito consiste nas profecias do que de fato farão os Tribunais?". Editora Lumen Juris, Rio de Janeiro, 2013, p. 22.

[56] Urbano, Maria Benedita. The Law of Judges..., p. 624.

como, a possibilidade conferida a todos os cidadãos de honrá-la mesmo que minimamente[57].

Em que pese a promulgação da *Second Bill of Rights* com o fim do *New Deal* – programa que resultou a redução do desemprego e a equalização entre os cidadãos norte-americanos instuído por Frank D. Roosevelt em meados dos anos 30, houve a criação tímida de um sistema dividido de seguro social e bem-estar e, ainda, de assistência aos necessitados[58].

Pela primeira vez em uma geração (em 2008), os estadunidenses viram um líder Presidencial Democrático defender os direitos universais à proteção da saúde e à educação decente e, igualmente, a declaração de que certos direitos sociais básicos deviam estar à disposição de todos os membros da comunidade nacional norte-americana[59].

Atualmente no palco Americano, como um problema histórico e tradicional constitucional, não se pode olvidar que a legislação faz parte integrante de um quadro constitucional e que muitas das mais importantes batalhas são perquiridas fora das Cortes Judiciais. Pode-se dizer, com isso, que estas batalhas constituem-se em movimentos de construção, debates públicos, legislativos e palco dos órgãos formuladores de políticas públicas[60]. Contudo, ainda que os direitos sociais e econômicos sejam debatidos e solucionados em outra esfera que não a judicial,

[57] FORBATH, E. William. Social and Economic Rights in the American Grain. Reclaiming Constitutional Political Economy in The Constitution in 2020, edited by Jack M. Balkin e Reva B. Siegel, Oxford University Press, USA, 2009, p. 57.

[58] FORBATH, E. William. Social and Economic Rights..., p. 58.

[59] FORBATH, E. William. Social and Economic Rights..., p. 59.

[60] Segundo o conceito formulado por Maria Paula Bucci, "política pública é o programa de ação governamental que resulta de um processo ou conjunto de processos juridicamente regulados – processo eleitoral, processo de planejamento, processo de governo, processo orçamentário, processo legislativo, processo administrativo, processo judicial – visando coordenar os meios à disposição do Estado e as atividades privadas, para a realização de objetivos socialmente relevantes e politicamente determinados. Como tipo ideal, a política pública deve visar a realização de objetivos definidos, expressando a seleção de prioridades, a reserva de meios necessários à sua consecução e o intervalo de tempo em que se espera o atingimento dos resultados". BUCCI, Maria Paula Dallari (org). Políticas Públicas – reflexões sobre o conceito jurídico. Texto: O conceito de política pública em direito. Editora Saraiva, São Paulo, 2006, p. 39 apud ROCHA, Márcio Oliveira. Ativismo Judicial..., p. 42.

as Cortes Americanas podem compelir as agências estatais a realizarem suas funções[61].

Neste ínterim, observa-se que as questões políticas americanas tendencialmente tornavam-se questões jurídicas a partir do momento que eram levadas perante a judicatura para decisão, ocasião em que certa flexibilização das deliberações acabava contribuindo para o desenvolvimento, inclusive, da doutrina dos direitos fundamentais[62]. Porém, "esta 'judicialização da política' comporta perigos, mas possui também vantagens indiscutíveis [...]", considerando que os conflitos políticos jurisdicionalizam-se recuperando na constituição o seu caráter de norma jurídica. Com base nisso "[...] a constituição apresenta-se como *medida* da política. As decisões políticas encontram nela o seu *fundamento e limite*"[63].

Por certo que existem limites ao ativismo judicial, consequentemente à possível judiciarização da constituição, esses limites são dificilmente identificáveis e o problema reside no oferecimento de critérios rigorosos para a conhecimento jurídico, afinal, "saber até que ponto a política é uma mera consequência do objecto do processo ou uma forma intrínseca do método constitucional constitui o âmago, senão mesmo o equívoco' central da polêmica"[64].

Assim, a "judicialização da política" está manifestamente oposta à "politização da justiça". Nesse sentido, os tribunais de justiça constitucional não foram criados para forçarem deslocamentos do centro de gravidade da tomada de decisões políticas em seu favor[65].

E, em que pese o caráter político que a Constituição detém, ela materializa a tentativa de conversão do poder político em jurídico, ou seja, seu objeto pode ser considerado um esforço de juridicização do fenômeno político. Contudo, não se pode pretender uma objetividade plena ou um total distanciamento da partilha do poder em nível horizontal e

[61] Forbath, E. William. Social and Economic Rights..., p. 66.

[62] Ferreira Filho, Manoel Gonçalves. Direitos Humanos Fundamentais. Editora Saraiva, 14ª edição, São Paulo, 2012, p. 31.

[63] Tocqueville, Alexis. De la Democracie en Amérique. p. 79 ss, apud Queiroz, Cristina M. M. Os actos políticos..., p. 206-207.

[64] Queiroz, Cristina M. M. Os actos políticos..., p. 213-214.

[65] Queiroz, Cristina M. M. Os actos políticos..., p. 216.

vertical[66], em que, além da distribuição de competências de governo, administrativas e tributárias, se delimitam os direitos dos cidadãos e suas relações com o Poder Público[67].

2.2. Discussões inovadoras sobre o princípio da separação dos poderes

Nos últimos anos, a divisão dos poderes se tornou mais fluida e às vezes até confusa, especialmente no que concerne à função legislativa. Fala-se em uma usurpação inescrupulosamente realizada pelo Judiciário induzindo o fenômeno do ativismo judicial[68].

O Poder Judiciário, tanto na Corte Constitucional, quanto na Suprema Corte, tem agido como típico legislador regulando assuntos variados e criando a famigerada "lei dos juízes", lado a lado e às vezes em competição com a norma de direito, o que tem conduzido os juízes a não admitirem mais serem "meras bocas que pronunciam a lei"[69] interpretando e aplicando estritamente a lei existente.

Assim, no que concerne especificamente aos juízes contitucionais, é sabido que a função primária destes é a de ser guardiães da Constituição, acontece, que a maior parte dos dispositivos constitucionais abertos favorecem o desejo de serem atores preeminentes em uma articulação dos poderes para vestir as decisões de normatividade.

Desse modo, muitas vezes os juízes constitucionais acabam se valendo da função de guardas da constituição para atuarem como verdadeiros legisladores positivos e não apenas como legisladores negativos, que diz respeito à vedação de inovação do sistema jurídico por meio da edição de normas jurídicas pelo Poder Judiciário, a quem incumbe, precipuamente,

[66] A separação ou repartição vertical diz respeito à delimitação das competências e as relações de controle segundo critérios fundamentalmente territoriais; a separação ou repartição horizontal refere-se à diferenciação funcional, também, à delimitação institucional de competências e às relações de controle e interdepedência recíproca entre os vários órgãos de soberania. Canotilho, J. J. Gomes. Direito Constitucional e Teoria ..., p. 556.

[67] Barroso, Luís Roberto. Interpretação e Aplicação da Constituição. 6ª edição, Editora Saraiva, 2004, p. 111.

[68] Urbano, Maria Benedita. The Law of Judges..., p. 622.

[69] Bickel, Alexander. The Least Dangerous Branch apud Urbano, Maria Benedita. The Law of Judges..., p. 622.

a guarda da Constituição aplicando-a aos casos concretos e extirpando do ordenamento aqueles atos normativos que contrariam a Lei Máxima.

Diante disso, invocam esta nova função pelo simples desenvolver-se da constituição material ou normas metaconstitucionais. Todavia, são confrontados com algumas acusações, como a falta de legimitidade democrática do poder judicial e a falta de controle da lei criada pelas cortes, ao lado da crítica de que as cortes constitucionais são muito políticas[70].

Para Maria Benedita Urbano, alguns autores, como Peter Häberle, tentaram ultrapassar esses argumentos, mas até agora nenhum, como Montesquieu no passado, foi capaz de apresentar uma nova versão para a doutrina da separação dos poderes mais adaptável à era política contemporânea.

De acordo com a doutrina pura da separação dos poderes, o Judiciário não deve interferir na atuação do Legislativo. Ao contrário, deve fazer justiça de acordo com a lei, ocasião em que os juízes devem estritamente interpretar e aplicar a lei existente[71].

Desse modo, ao criarem normas, em vez de defenderem a lei existente, os juízes evidenciam pequenas diferenças nos ramos políticos de governo, o que prejudica o texto normativo e a própria democracia[72], em razão da discussão em torno da capacidade ou ausência desta para o juiz criar a lei.

Saliente-se que os detratores do ativismo judicial afirmam que o Legislativo e o Executivo são poderes políticos, por isso, a transferência de parte da função legislativa para o governo era necessária, já que a intervenção Estatal na sociedade cresceu significativamente e a sua atua-

[70] Urbano, Maria Benedita. The Law of Judges..., p. 623.

[71] A proteção jurídica dada aos direitos sociais é mais fraca, por esse motivo, em regra, compete aos Tribunais apenas fiscalizar a constitucionalidade das normas, sendo vedado ao Poder Judiciário controlar o conteúdo das opções legislativas. Entretanto, poderá questionar o legislador, excepcionalmente, caso haja violação evidente e arbitrária da incumbência constitucional. Neste sentido, cf. Andrade, José Carlos Vieira de. Os Direitos Fundamentais na Constituição Portuguesa de 1976. 5ª edição, Editora Almedina, Coimbra, p. 360.

[72] "Os juízes são competentes para medir as leis segundo a medida da constituição. Eles são os 'juízes' entre o povo e o legislador". Canotilho, J. J. Gomes. Direito Constitucional e Teoria ..., p. 58-60.

ção se tornou mais complexa e técnica, como acontece com a edição de decretos e outros atos normativos típicos do executivo.

Assim, como a norma criada pelo Executivo pode ser controlada pelo Legislativo e os governos têm de prestar contas ao Parlamento, isso justifica a harmonia relativamente existente entre o Legislativo e o Executivo no que pertine à divisão da função legislativa[73].

Contudo, não se pode descartar a contribuição do Judiciário, pois o seu fortalecimento concorreu sobremaneira para a garantia real dos *checks and balances* que, de fato, não existia anteriormente ao princípio da separação dos poderes, pois, até então o Judiciário era considerado insignificante e colocado em posição desigual em relação aos demais poderes.

Outra causa contributiva está relacionada ao Estado Social[74] ou *Welfare State* que fomentou a edição de legislação social de bem-estar ligada à proteção dos direitos sociais e que procura promover o bem comum, a justiça pela proteção e assistência principalmente aos necessitados e aos cidadãos marginalizados e que impõe a junção de obrigações por ambos Poderes, Legislativo e Executivo.

De outro lado, a tarefa de interpretação da lei pelo Poder Judicial era considerada estranha à função típica do Judiciário (que até então era reconhecida apenas em dizer o que era de direito no caso concreto), circunstância que poderia afetar a imparcialidade e objetividade que o Estado de Direito postulava e exigia do Poder Judicial e, ainda, levaria ao

[73] Urbano, Maria Benedita. The Law of Judges..., p. 625.

[74] O Estado social, numa aproximação tipológica formulada por João Carlos Loureiro, "é aquele que, sem prejuízo do reconhecimento do papel essencial da economia de mercado, assume como tarefa garantir condições materiais para uma existência humana condigna, afirmando um conjunto de prestações, produzidas ou não pelo Estado, com a marca da deverosidade jurídica, hoje especialmente, mas não exclusivamente, na veste de direitos fundamentais, que respondem, a partir de mecanismos de solidariedade, fraca ou forte, a necessidades que se conexionam com bens básicos ou fundamentais (v. g., saúde, segurança social) cujo acesso deve estar dependente da capacidade de poder pagar, ou não, um preço". Ressalta-se que esta expressão "Estado Social" não foi contemplada na Constituição da República Portuguesa de 1976. Loureiro, João Carlos. Adeus ao Estado Social? A segurança social entre o Crocodilo da economia e a Medusa da ideologia dos "direitos adquiridos". Coimbra Editora, Coimbra, 2010, p. 73-74 e 104.

risco de o juiz viciar "arvorando-se em legislador" e desvirtuando a sua "*judicial mind*"[75].

Com o advento do contexto neoconstitucionalista[76], no qual está enraizada a compreensão da supremacia da constituição, tem-se enfatizado o papel e a importância dos princípios constitucionais, bem como a intensificação do alcance do controle judicial das normas, o que também explica o florescimento da criatividade judicial.

Os direitos humanos igualmente contribuíram para a expansão da justiça constitucional estabelecendo outra causa de expansão do campo do Judiciário nos dias atuais, especialmente no que tange ao papel desempenhado pelos juízes constitucionais.

As fronteiras entre interpretação e criação são surpreendentemente difíceis de desenhar. De fato, todos os tipos de interpretação envolvem alguma espécie de impressão pessoal, além do mais, a interpretação judicial implica uma inevitável criação da lei.

É impossível interpretar qualquer texto legal deixando de lado a Constituição e dispondo dos seus valores. Considerando-se, desta forma, as brechas comuns contidas no texto constitucional, os juízes acabam por julgar baseados num senso pessoal, ou seja, ausente o processo mecânico e neutro puramente considerado. Com base nisso, o real problema não é estabelecer as fronteiras entre a "interpretação da lei" e a "criação da lei", mas determinar as formas e limites da criação das leis pelos juízes[77].

Isso porque, no caso de ausência de normas, os juízes devem valer-se dos métodos legalmente previstos para o preenchimento das lacunas das leis utilizando de outras provisões normativas similares que disponham sobre a mesma matéria ou aplicando as regras de justiça e equidade para o caso em tela. Em se tratando de obscuridade, ambiguidade ou indeterminação linguística, os juízes devem decidir exatamente de acordo com o sentido de uma palavra ou frase em particular[78].

[75] Melo, António Moreira Barbosa de. Sobre o problema..., p. 03.

[76] Bulos, Uadi Lammêgo. Direito Constitucional ao alcance de todos. Editora Saraiva, São Paulo, 2009, p. 10-11.

[77] Urbano, Maria Benedita. The Law of Judges..., p. 628.

[78] Para melhor compreensão acerca dos métodos de interpretação contitucional, vide: Mendes, Gilmar Ferreira; Coelho, Inocêncio Mártires e Branco, Paulo Gustavo Gonet.

Portanto, em ambos os casos os juízes não podem interpretar o texto legal além da constituição, por exemplo, aplicando a lei existente ou colocando exclusivamente a fonte do texto legal. Contudo, não é possível acreditar que a criatividade dos juízes não vai além do propósito de valorizar a clareza e a aplicação da norma, com base nisso, verifica-se, por vezes, que os juízes interpretam as fontes legais desconsiderando a linguagem usada pelo legislador e, além disso, que eles corrigem ou reeditam as leis existentes.

Em suma, a questão a ser debatida reside não unicamente no fato dos juízes criarem a lei, como há muito tempo acontece, está muito mais relacionada à forma, quantidade e extensão dessa criação. O que se constata, neste ínterim, é que alguns juízes são convictos de que eles podem legislar sob o mesmo formato e proporção que os legisladores ou, em menor grau, como o governo, pois acreditam que são legisladores regulares aptos a dar concretude às normas jurídicas.

Diante de tal discurso, infere-se das conclusões esboçadas por Maria Benedita Urbano[79] alguns argumentos contrariando o contexto do ativismo, topicamente referentes ao fato de que aos juízes constitucionais incumbe a função de interpretar e aplicar as leis existentes, ao passo que ao Legislativo e Executivo cabe a função de produtores das normas e das políticas públicas, neste caso a simples inversão ou invasão pelo Judiciário nesta seara configura um evidente desrespeito ao princípio da separação dos poderes.

Complementarmente, constata-se que os juízes devem (e aqui entendam o caráter imperativo do mandamento) concretizar a vontade do legislador, que foi legítima e democraticamente eleito como representante do povo, diversamente, quando o juiz atua como legislador positivo enquandra-se num contexto direto de transferência de poder que é considerado inconstitucional, justamente pelo fato de não deverem prestar contas aos eleitores num ato eleitoral e suas normas serem insindicáveis.

Outro risco iminente reside no fato da acumulação das funções públicas nas mãos dos juízes poder acarretar certa tirania dando origem a decisões judiciais fulcradas por considerações de natureza política, uma vez

Curso de Direito Constitucional. 4ª edição, Editora Saraiva, São Paulo, 2009, p. 119-132.
79 URBANO, Maria Benedita. Curso de Justiça Constitucional. Evolução..., p. 100-101.

que aos juízes não é permitido promoverem e imporem as suas agendas políticas ou expressarem as suas opiniões, crenças ou concepções de justiça pessoais acima da norma constitucional.

Todas estas posturas podem gerar insegurança jurídico-normativa, uma vez que os juízes estariam habilitados a criar determinada norma diante de cada caso concreto tornando imprevisível o direito a ser aplicado. Além do que, estariam regulando litígios passados, ou seja, a criação de normas retroativas que se chocam com os preceitos do Estado de Direito.

Outro fator a ser observado é a ausência de conhecimento preciso pelos juízes dos contextos social, econômico e político de todo o país que merecem atenção e regulamentação. Desse modo, a formulação de políticas públicas por meio de decisões judiciais pode ocasionar o comprometimento da neutralidade, independência e prestígio do Poder Judicial, considerando que ao criarem o direito a partir de princípios gerais, nem sempre constitucionalmente expressos, os juízes não estão a atuar apenas como legisladores ordinários, mas, de igual forma, como constituintes. Eles acabam por modificar a constituição sem respeitar o respectivo processo de revisão.

De outra sorte, há argumentos que sustentam o ativismo ou criativismo judicial, dentre eles pode-se destacar o fato de que o Poder Judicial se limita a corrigir o malogro do legislador ao disciplinar determinadas matérias ou questões não podendo se falar, então, em usurpação de função.

Invoca-se, igualmente, a necessidade de dar efetividade aos direitos fundamentais, especialmente os direitos fundamentais sociais, por uma questão de justiça social visando dar eficácia à constituição garantindo sua supremacia e procurando fazer aquilo que é considerado como o certo.

Além do mais, pode-se dizer que nas decisões ativistas os juízes pretendem adequar suas "normas" o mais próximo possível da realidade popular por comparação à norma parlamentar sustentando, ainda, que a suposta alegação de ausência de legitimidade democrática é compensada por outros valores e considerações, como a sua autonomia profissional, de resto, que o fortalecimento do poder judicial deve ser visto como uma tentativa de libertar a governação das vicissitudes do processo democrático, mais especificamente das vontades do governo em funções ou da influência clientelar dos grupos de interesse[80]-[81].

Então, o que se deve questionar sobre os excessos do Poder Judiciário, ou de qualquer outro poder quando consideradas suas ações isoladamente é "quem guarda os guardiães?"[82]. Nesse caso, o poder judicial interfere e regula os demais poderes, contudo, não há um controle direto das ações do Judiciário pelos outros poderes, motivo pelo qual fala-se em "governo de juízes"[83] e até mesmo numa supremacia do Judiciário.

Note-se, como exemplo, as decisões tomadas pelo Supremo Tribunal Federal Brasileiro, em que foram proferidas sentenças integrativas da norma, tratando-se de verdadeiro exercício da função legislativa[84] o que nos permite questionar quais os critérios para determinar os limites do papel criativista dos juízes?[85], uma vez que os juízes não possuiriam permissão direta para legislar, fazendo-se usurpar da função típica do Legislativo, de igual sorte, transporiam a esfera da imparcialidade política[86].

O receio dessa eventual atuação ativista manifestada pelo Poder Judiciário corresponde ao fato de acumular-se demasiada força numa única

[80] Urbano, Maria Benedita. Curso de Justiça Constitucional. Evolução..., p. 99-100.

[81] Urbano, Maria Benedita. The Law of Judges..., p. 632-634.

[82] No que tange ao tema "guardião da constituição", conferir Canotilho, J. J. Gomes. Direito Constitucional e Teoria ..., p. 681-682. Quanto à questão formulada acerca de "quem guarda os guardiães", confronte-se Urbano, Maria Benedita. The Law of Judges..., p. 635.

[83] Queiroz, Cristina M. M. Os actos políticos..., p. 217. Consoante nota de Cristina Queiroz, a expressão "government by judiciary" foi consagrada pelo juíz Walter Clark, em 1914, popularizada na Europa por Edouard Lambert, Le Governement des Juges et la lutte contre la législation socialle aux États-Unis, 1921.

[84] Conforme podemos inferir do julgado: **STF**. 2ª Turma. **RE-AgR 393175** / Rio Grande do Sul. Relator Ministro Celso de Mello. Julg. 12/12/2006. Publicação: DJ 02/02/2007. Inteiro teor do julgado, conferir no Anexo I. (sem grifos no original)

[85] Urbano, Maria Benedita. The Law of Judges..., p. 635.

[86] Souza Neto, Cláudio Pereira de. A justiciabilidade dos direitos sociais: críticas e parâmetros. Souza Neto, Cláudio Pereira de; Sarmento, Daniel (org.). Direitos sociais: fundamentos, judicialização e direitos sociais em espécie. Editora Lumen Juris, Rio de Janeiro, 2010, p. 523.

esfera de Poder, o que poderia causar o desequilíbrio entre os poderes que foram colocados em posição equiordenada no sistema constitucional[87].

Nos moldes do pensamento de Maria Benedita Urbano, não será encontrada a solução no desequilíbrio da resolução dos poderes, mesmo se constitucionalmente institucionalizado. A assertiva de que o fortalecimento do Poder Judicial é condição *sine qua non* para um equilibrado, estável e eficiente sistema político pode ser aceito somente para algum alcance, uma vez que o ativismo judicial não é a panaceia para a instabilidade política, ineficiência e a má administração e quando usado indevidamente pode trazer sérios problemas como aqueles que pretendiam ser resolvidos, logo, não pode ser utilizado para resolver todos os problemas acima descritos[88].

Destarte, o ativismo judicial, nas palavras do Ministro Luiz Roberto Barroso é um "antibiótico poderoso, cujo uso deve ser eventual e controlado. Em dose excessiva, há risco de se morrer da cura"[89]. Em decorrência, cada poder deveria ter as condições de checar um ao outro com o fim de manter a ordem e o equilíbrio entre os diferentes ramos e, portanto, assegurar que o sistema político seja estável e eficiente.

2.3. Classificações e reflexões pontuais atuais

Por essas razões, é preciso refletir detidamente sobre as vertentes que têm sido atribuídas ao princípio da separação dos poderes, posto que "não é um princípio que se possa mitigar ou desconsiderar sem maior consequência. É tão importante que, além da chamada 'Separação Horizontal de Poderes' (Executivo, Legislativo e Judiciário), fala-se hoje em diversas conformações desse princípio"[90].

Quer dizer que novas conjunturas têm sido reveladas, como a consideração de uma possível separação temporal dos poderes, que tem como

[87] Canotilho, J. J. Gomes. Direito Constitucional e Teoria ..., p. 70.

[88] Urbano, Maria Benedita. The Law of Judges..., p. 636-637.

[89] Barroso, Luiz Roberto. Judicialização, Ativismo Judicial e Legitimidade Democrática. Disponível em: http://www.oab.org.br/editora/revista/users/revista/1235066670174218181901.pdf. Acesso em 28 de março de 2013. p. 19.

[90] Guedes, Néviton. Tomemos a sério o princípio da separação de Poderes. Disponível em: http://www.conjur.com.br/2013-jan-21/constituicao-poder-tomemos-serio-principio-separacao-poderes. Acesso em 10 de fevereiro de 2014.

intuito delimitar o exercício da função dos agentes públicos. Fala-se, também, na separação vertical dos poderes[91], a fim de explicitar a divisão territorial de competências e a separação social dos poderes para designar a divisão de poderes entre os diversos agentes, mídia, associações, partidos e grupos sociais, todos podendo disputar com igualdade de chances o poder estatal[92].

Essencialmente, o que se vislumbra é a consideração do princípio da separação dos poderes como forma de se efetivar as conquistas constitucionais historicamente adquiridas. Nesse sentido, uma vez que a afirmação, reconhecimento e eficácia dos direitos fundamentais e sociais foram o maior ganho jurídico-constitucional, estes deveriam incorporar-se à principal meta de proteção pelo princípio da separação dos poderes[93].

Ou seja, espera-se que a separação dos poderes seja meio hábil para justificar a atuação judiciária completamente voltada à tutela da Constituição, de modo que referidos preceitos contemplados tenham total efetividade, não podendo, portanto, encontrar suporte na separação dos poderes a eventual omissão/inércia estatal no cumprimento desse dever.

Por isso, fala-se em um poder uno conferido por meio da Constituição e a divisão de funções todas voltadas para o seu fiel cumprimento e guarda, o que justificaria a garantia de legitimidade democrática aos juízes.

Com base nisso, não é possível ver a constituição como "mero repositório de princípios políticos, carecidos de força jurídica vinculativa, mas como norma fundamental fornecedora de critérios ou parâmetros jurídico-materiais de validade dos actos dos três poderes constituídos"[94], consubstanciados na efetivação dos direitos fundamentais.

[91] Vasconcelos, Pedro Carlos Bacelar de. A separação dos poderes..., p. 63. Igualmente, cf. Queiroz, Cristina M. M. Os actos políticos..., p. 56.

[92] Para melhor compreensão dos assuntos recomendamos a leitura do artigo Tomemos a sério o princípio da separação de Poderes escrito por Néviton Guedes, disponível em: http://www.conjur.com.br/2013-jan- 21/constituicao-poder-tomemos-serio-principio-separacao-poderes.

[93] Bahia, Gabriel Matos. Controle jurisdicional é realidade. Disponível em: http://www.conjur.com.br/2011-abr-02/controle-jurisdicional-politicas-publicas-tornado-realidade. Acesso em 12 de fevereiro de 2014.

[94] Piçarra, Nuno. A separação dos poderes..., p. 205-206.

Em virtude dessas considerações, corrobora-se o entedimento de um verdadeiro equilíbrio entre os poderes e não uma separação radicalizada como fora delineada outrora. Vale dizer, que "tão subordinado à constituição está o poder legislativo, como o executivo ou o judicial. Por isso se podem mutuamente contrabalançar"[95].

3. Direitos fundamentais: delineamentos valorativos

3.1. Surgimento e significação

Esta obra não pretende esgotar, sequer suscitar, todas as discussões que envolvem a definição dos direitos fundamentais e dos direitos fundamentais sociais. O presente tópico visa dar sustentáculo ao direito à proteção da saúde e a atribuição de seu caráter jusfundamental que fora constitucionalmente consagrado, inserindo-se no bojo dos direitos econômicos, sociais e culturais.

Com o irromper dos direitos fundamentais no século XVIII[96], com as Revoluções Liberais, mormente as revoluções americana, em 1776, e francesa, em 1789, igualmente com a Declaração Universal dos Direitos do Homem, em 1948, conquistada pela luta travada contra o absolutismo e o arbítrio do poder sedimentou-se a fase da constitucionalização dos direitos fundamentais consistente na passagem de reivindicações políticas para se transformarem em normas jurídicas[97].

[95] Piçarra, Nuno. A separação dos poderes..., p. 205.

[96] Manoel Gonçalves sustenta que a doutrina dos direitos do Homem não nasceu no século XVIII, uma vez que no fundo ela é uma versão da doutrina do direito natural que despontou na Antiguidade, desde Antígona, de Sófocles, como no diálogo De Legibus, de Cícero, até a consideração das leis divina e natural, de Tomás de Aquino no século XIII, que levaram a Hobbes, no século XVII, do qual derivava a lei da vontade e não da razão. Ferreira Filho, Manoel Gonçalves. Direitos Humanos..., p. 27-28.

[97] "Se a Inglaterra forneceu os primeiros instrumentos processuais sem os quais não se poderia falar de direitos fundamentais, foram a França e os Estados Unidos que modelaram o Estado Constitucional moderno, colocando em prática as idéias iluministas que os filósofos da época teorizavam. Tudo isso já no final do Século XVIII". Marmelstein, George. Efetivação Judicial dos Direitos Econômicos, Sociais e Culturais. Dissertação de mestrado, Fortaleza, UFC, 2005. p. 74.

Desde muito se discute o conceito, a abrangência e a efetividade dos direitos do homem. No entanto, em razão de sua amplitude e abstratividade é um tanto quanto delicado formular um conceito fechado sobre o que se denominaria por tais direitos.

Enunciar o conceito de direitos do homem é agir em redundância já que, *a priori*, podem ser definidos como "os que cabem ao homem enquanto homem", porém, se for dada visão apenas quanto ao seu estatuto desejado dir-se-ia que os "direitos do homem são aqueles que pertencem, ou deveriam pertencer, a todos os homens, ou dos quais nenhum homem pode ser despojado"[98].

Assim, se se acrescentar a abordagem do conteúdo a esse conceito, há inclusão de termos avaliativos traduzindo que "direitos do homem são aqueles cujo reconhecimento é condição necessária para o aperfeiçoamento da pessoa humana, ou para o desenvolvimento da civilização"[99]. Entretanto, nem assim é possível dar contornos nítidos aos direitos do homem e, além disso, atribuir-lhes fundamentos absolutos ou não em razão de sua noção imprecisa.

Justamente por sua complexidade e importância, os direitos fundamentais não possuem delimitação conceitual bem definida e nem sequer poderiam ter. Considera-se, então, que o fundamento[100] destes direitos varia de acordo com o contexto social vivido, não podendo ser elencado na mesma conjectura em razão das variações cotidianas, condições históricas, classes no poder e os carecimentos contemporâneos, como forma de afirmação na sociedade de preceitos primários acarretando-lhes proteção jurídica. Contudo, pode-se compreendê-los, sucintamente, como as posições jurídicas concernentes às pessoas, que, do ponto de vista

[98] Bobbio, Norberto. A Era dos Direitos. 4ª Reimpressão, Editora Campus, p. 17.

[99] Bobbio, Norberto. A Era dos Direitos..., p. 17.

[100] Fala-se em diversos fundamentos de acordo com a categoria e as razões que serão objeto de tutela e não apenas em um fundamento para os direitos do homem. Já que o fundamento absoluto pode, por vezes, traduzir um pretexto para defender posições conservadoras. Com efeito, pode-se dizer que o problema do fundamento dos direitos humanos teve sua solução atual na Declaração Universal dos Direitos do Homem aprovada pela Assembléia-Geral das Nações Unidas, em 10 de dezembro de 1848. BOBBIO, Norberto. A Era dos Direitos..., p. 26.

constitucional positivo, foram, por seu conteúdo e importância (fundamentalidade em sentido material), integradas ao texto da Constituição e, portanto, retiradas da esfera de disponibilidade dos poderes constituídos (fundamentalidade formal), bem como as que, por seu conteúdo e significado, possam lhes ser equiparados, agregando-se à Constituição material, tendo, ou não, assento na Constituição formal[101].

É possível concebê-los, ainda, como o aglomerado de "normas, princípios, prerrogativas, deveres e institutos inerentes à *soberania popular*, que garantem a convivência pacífica, digna, livre e igualitária, independentemente de credo, raça, origem, cor, condição econômica ou *status* social"[102].

A dificuldade de harmonizar a concepção dos direitos fundamentais leva à possível inclinação de se buscar em cada caso concreto as causas essenciais conducentes à uma possível elevação de um direito à categoria de fundamental, uma vez que estejam presentes as situações nas quais este ou aquele direito atuará, observadas, outrossim, as condições sociais e históricas favoráveis à sua incorporação aos estatutos vinculantes[103].

A efetividade deduzida da sistematização dos direitos do homem considerados em si por sua natureza humana[104], a vertente abstencionista[105]

[101] SARLET, Ingo Wolfgang. A eficácia dos direitos fundamentais. Uma teoria geral dos direitos fundamentais na perspectiva constitucional. 10ª edição, Editora Livraria do Advogado, Porto Alegre, 2009, p. 77.

[102] BULOS, Uadi Lammêgo. Direito Constitucional..., p. 228.

[103] MENDES, Gilmar Ferreira; et al. Curso de Direito Constitucional..., p. 269.

[104] BOBBIO, Norberto. A Era dos Direitos..., p. 17.

[105] Em sentido contrário, Flávio Galdino sustenta o entendimento de que todos os direitos são derivados de um facere estatal, por este motivo, não há que se falar em abstenção com relação aos direitos de liberdade e que eles são totalmente negativos, uma vez que tanto os direitos de primeira dimensão, quanto os de segunda dimensão e os demais demandam ações do Estado para serem concretizados. Neste sentido, transcrevemos o seguinte trecho: "O equívoco parece residir precisamente em considerar-se que a tutela dos direitos da liberdade consista ou possa consistir em uma pura obrigação de não fazer gratuita, isto é, uma abstenção sem custos, quando, em verdade, ela contém sempre e sempre um facere (um agir positivo) e, mais importante, qualquer ação ou omissão estatal é sempre custosa – positiva. [...] De fato, é preciso concordar com SUNSTEIN e HOLMES, para afirmar que na esfera pública inexistem direitos negativos – inexiste puro non facere.

atribuída ao Estado como meio de preservar as liberdades individuais, bem como, uma atitude positiva[106] correspondente a uma prestação[107] traduzida num *facere* estatal deveriam observar a interpretação dada ao princípio da separação dos poderes, de modo que não poderíamos conceber certa transposição da atuação diferenciada para a concretização desses direitos que pudesse gerar questões de convivência institucional[108]-[109].

Complementarmente, a vinculação dos poderes públicos, que lhes impõe autênticos deveres de legislação, tinha como referência a vedação imposta ao legislador de decidir se atua ou não em determinada circunstância, ou seja, correspondia à proibição do *non facere*[110].

A partir dessa positivação dos direitos fundamentais[111], definidos num determinado tempo e lugar, foram atribuídos aos indivíduos direitos

Todos os direitos subjetivos públicos são positivos". GALDINO, Flávio. Introdução à Teoria dos Custos dos Direitos. Direitos Não Nascem em Árvores. Editora Lumen Juris, Rio de Janeiro, 2005, p. 225- 227.

106 Zippelius destaca que "uma teoria 'democrático-funcional' dos direitos fundamentais refere-se ao status activus associado aos direitos fundamentais. [...] A concepção 'institucional' dos direitos fundamentais concentra a sua atenção em que determinados âmbitos de acção individuais e sociais se estabeleçam conforme ao programa dos direitos fundamentais e em que a sua existência seja garantida. [...] Esta interpretação dos direitos fundamentais insere-se na concepção de o pluralismo ser um princípio estrutural constitutivo da comunidade política (§ 26 II). Mas corresponde-lhe também a ideia de ser tarefa do direito não só assegurar liberdades unilateralmente em face do Estado, mas também delimitá-las e garanti-las na relação recíproca entre os cidadãos e entre os subsistemas sociais (§§ 33 II; 34 I 2)". ZIPPELIUS, Reinhold. Teoria Geral do Estado..., p. 392-393.

107 Ingo Wolfgang Sarlet relaciona diretamente a classificação da eficácia das normas constitucionais com as ações do Estado no cumprimento das normas constitucionais, ressaltando tanto a vertente negativa, abstencionista, como a positiva, prestacionista. Para melhor compreensão, cf. SARLET, Ingo Wolfgang. A eficácia..., p. 248-250.

108 GARCIA, Emerson. Princípio da Separação..., p. 968.

109 SARLET, Ingo Wolfgang. A eficácia..., p. 214-215.

110 ANDRADE, José Carlos Vieira de. Os Direitos Fundamentais..., p. 359.

111 Ocasião que passou a se referir os direitos objeto da revolução como "direitos fundamentais" e sua consequente constitucionalização como forma distinta entre o ordenamento nacional e o internacional. Gomes Canotilho define os direitos fundamentais como "os direitos do homem, jurídico-institucionalmente garantidos e limitados espacio-temporalmente". CANOTILHO, J. J. Gomes. Direito Constitucional e Teoria ..., p. 393.

jurídico- institucionalmente garantidos e limitados no espaciotemporal aptos a legitimar a reclamação de seu cumprimento e efetivação perante o Poder Público.

Este evento, que pode ser denominado como constitucionalização[112], acarretou maior notoriedade no que diz respeito à proteção dos direitos fundamentais, especialmente por meio do controle jurisdicional de constitucionalidade dos demais atos reguladores destes direitos, devendo se falar, por isso, que são verdadeiras normas jurídicas vinculativas, uma vez que não estão à disponibilidade do legislador ordinário.

A própria alocação topográfica dos direitos fundamentais e a acolhida dos direitos fundamentais sociais num capítulo próprio na Constituição Brasileira de 1988, ressaltaram o maior rigor lógico e a valoração superior com relação à toda ordem constitucional e jurídica que lhes foram dados, desfazendo o caráter meramente programático que era reconhecido aos direitos fundamentais sociais elevando-os à condição de autênticos direitos fundamentais automaticamente realizáveis,[113] de acordo com o parágrafo primeiro, do artigo 5º, da Constituição supracitada, bem como, inserindo-os no rol das cláusulas pétreas previstas no artigo 60, parágrafo 4º, do mesmo Diploma Legal[114].

3.2. Fundamentalidade

As questões que envolvem os direitos fundamentais merecem relevo por seu caráter essencial, fazendo-se mister salientar a questão acerca da fundamentalização proposta por Robert Alexy[115], que fora delineada com acuidade e maestria por Gomes Canotilho, da qual pode-se extrair, basicamente, dois conceitos que circundam a proteção dos direitos fundamentais: um num sentido formal e outro num sentido material. É o que

[112] Canotilho, J. J. Gomes. Direito Constitucional e Teoria ..., p. 378.

[113] Neste mesmo sentido, conferir: Novais, Jorge Reis. Direitos Sociais. Teoria Jurídica dos Direitos Sociais enquanto Direitos Fundamentais. 1ª edição, Coimbra Editora, Coimbra, 2010, p. 77 e ss.

[114] Sarlet, Ingo Wolfgang. A eficácia..., p. 66.

[115] Alexy, Robert. Teoria de los derechos fundamentales. Centro de Estudios Constitucionales, Madrid, 1993, p. 503-506.

ficou conhecido como fundamentalidade formal e fundamentalidade material[116].

Prima facie, a fundamentalidade formal deriva da sua colocação no topo da estrutura escalonada do ordenamento jurídico, como direitos diretamente vinculantes para o legislador, o Poder Executivo e o Poder Judicial. Ao passo que a fundamentalidade material é somada à formal, os direitos e as normas de direitos fundamentais são materialmente substanciais porque com elas são tomadas decisões sobre a estrutura normativa básica do Estado e da sociedade. Isto vale independentemente do fato de quão grande é o conteúdo que lhes é dado[117].

No que concerne à fundamentalidade formal, foram destacados quatro pontos relevantes. O primeiro diz respeito ao grau superior na ordem jurídica que foram colocadas as normas de direitos fundamentais; o segundo dispõe sobre o caráter revisional das normas constitucionais; o terceiro retrata os limites materiais que as próprias normas incorporadoras de direitos fundamentais dão à revisão a ser realizada; por fim, o quarto ponto destaca a vinculatividade imediata dos poderes públicos às normas de direitos fundamentais, constituindo "parâmetros materiais de

[116] Ingo Sarlet demonstra a fundamentalidade concernente ao direito à saúde, destacando que seu sentido material encontra-se ligado à relevância do bem jurídico tutelado pela ordem constitucional, ao passo que a fundamentalidade em sentido formal do direito à saúde decorreria diretamente do direito constitucional positivo brasileiro, desdobrando-se em três elementos: a) localização no ápice de todo o ordenamento jurídico e normas dotadas de superior hierarquia formal e axiológica; b) submissão aos limites formais e materiais de reforma constitucional; e c) aplicabilidade direta ocasionando a vinculação imediata das entidades estatais e dos particulares, sob o comando do §1º, do artigo 5º, da Constituição Brasileira de 1988. SARLET, Ingo Wolfgang; FIGUEIREDO, Mariana Filchtiner. Notas sobre o direito fundamental à proteção e promoção da saúde na ordem jurídico-constitucional brasileira. In Direito Sanitário. Organizadores: Felipe Dutra Asensi e Roseni Pinheiro, Editora Campus Jurídico, Elsevier, Rio de Janeiro, 2012, p. 31-32. Complementarmente, sugerimos a leitura do texto escrito pelo insigne Ingo Wolfgang Sarlet: Algumas considerações em torno do conteúdo, eficácia e efetividade do direito à saúde na Constituição de 1988. In Revista Eletrônica sobre a Reforma do Estado, Número 11, setembro/outubro/novembro de 2007, Salvador, Bahia, Brasil.

[117] ALEXY, Robert. Teoria de los derechos..., p. 503 e 505.

escolhas, decisões, ações e controlo, dos órgãos legislativos, administrativos e jurisdicionais"[118].

Quanto à fundamentalidade material, sinteticamente, esta refere-se à abertura existente para inserção de outros direitos materialmente fundamentais, mas que não estão formalmente constitucionalizados[119], podendo lhes ser aplicados aspectos do regime jurídico que são típicos da fundamentalidade formal, acarretando, com isso, a abertura a novos direitos fundamentais[120]. Por essa razão, é salutar o reconhecimento da fundamentalidade material dos direitos fundamentais, ou como prefere Uadi Lammêgo Bulos, liberdades públicas, uma vez que nelas "existem direitos não expressamente autorizados"[121].

3.3. Gerações ou dimensões dos direitos fundamentais

Segundo o esboço aduzido por Norberto Bobbio, os direitos do homem são, indubitavelmente, um fenômeno social e a proliferação de tais ideais deu-se a partir da passagem dos direitos de liberdade (liberdades negativas) para os direitos políticos e sociais que requerem uma intervenção direta e ativa do Estado.

Em um segundo momento, identifica-se a passagem da consideração do indivíduo humano *uti singulus* para sujeitos diferentes do indivíduo, como a família, as minorias étnicas e religiosas e toda humanidade em seu conjunto e, até mesmo, a consideração para além dos sujeitos dos homens, como os animais[122].

Num terceiro momento a passagem ocorreu do homem genérico (do homem enquanto homem) para o homem específico, ou tomado na diversidade de seu status social com outros critérios de diferenciação (como a idade, sexo, as condições físicas, etc.) que por sua natureza não permitem tratamento igual e igual proteção[123].

118 Canotilho, J. J. Gomes. Direito Constitucional e Teoria ..., p. 379.

119 Neste sentido, conferir Andrade, José Carlos Vieira de. Os Direitos Fundamentais..., p. 73 e ss.

120 Canotilho, J. J. Gomes. Direito Constitucional e Teoria ..., p. 379-380.

121 Bulos, Uadi Lammêgo. Direito Constitucional..., p. 229.

122 Mendes, Gilmar Ferreira; et al. Curso de Direito Constitucional..., p. 267.

123 Bobbio, Norberto. A Era dos Direitos..., p. 68-69.

Por certo que John Locke foi o grande inspirador da Declaração de Direitos do Homem, com sua influência ideológica do estado de natureza em que todos são iguais no gozo da liberdade, no sentido de que nenhum indivíduo tenha mais ou menos liberdade que o outro, cuja consagração está elencada no artigo 1º da Declaração Universal dos Direitos do Homem.

Todavia, referida igualdade não é aplicada aos direitos sociais e políticos, considerando que diante deles os indivíduos são iguais só genericamente. Aqui,há diferença de indivíduo para indivíduo e de grupos de indivíduos para grupos de indivíduos. Cita-se como exemplo a restrição do direito de voto dos menores e as diferenças de tratamento no âmbito dos direitos sociais, até mesmo como forma de distinção entre os indivíduos e os grupos de indivíduos[124].

Nesse patamar, foram estipuladas, a princípio, três gerações de direitos baseados nos princípios tracejados na revolução francesa, quais sejam, liberdade, igualdade e fraternidade[125]. Subsiste, ainda, o questionamento acerca da expressão "gerações de direitos" invocando como sustentáculo a não rigidez do caráter negativo ou positivo da conduta do Estado quando se referir a direitos de primeira ou segunda geração.

Neste interím, sublinha-se, apenas com o intuito de levantar a questão, a visão daqueles que sustentam a "dimensão[126] dos direitos funda-

[124] MENDES, Gilmar Ferreira; et al. Curso de Direito Constitucional..., p. 268.

[125] Como todos sabem, o desenvolvimento dos direitos do homem passou, inicialmente, por três fases: num primeiro momento, afirmaram-se os direitos de liberdade, isto é, todos aqueles direitos que tendem a limitar o poder do Estado e a reservar para o indivíduo, ou para os grupos particulares, uma esfera de liberdade em relação ao Estado; num segundo momento, foram propugnados os direitos políticos, os quais concebendo a liberdade não apenas negativamente, como não-impedimento, mas positivamente como autonomia – tiveram como consequência a participação cada vez mais ampla, generalizada e frequente dos membros de uma comunidade no poder político (ou liberdade no Estado); finalmente, foram proclamados os direitos sociais, que expressam o amadurecimento de novas exigências – podemos mesmo dizer, de novos valores –, como os do bem-estar e da igualdade não apenas formal, e que poderíamos chamar de liberdade através ou por meio do Estado. BOBBIO, Norberto. A Era dos Direitos..., p. 32-33.

[126] No texto elegemos a utilização da expressão "dimensões" dos direitos fundamentais, vez que ela tem por finalidade indicar a ordem de surgimento e não a sobreposição de um direito ao outro.

mentais" e não "gerações" como dissera outrora Karel Vasak[127]-[128], já que não há sucessão de uma geração a outra de direitos[129].

A despeito de se tratar de uma questão interessante e de grande relevo, não constitui objeto deste estudo discorrer sobre tais conceitos e distinções, uma vez que a utilização da expressão "gerações" será manuseada apenas com o intuito de ressaltar a ordem histórica do surgimento dos direitos e não especialmente vinculando referida expressão à falta de efetividade ou desatenção na concretização de políticas públicas, inclusive por meio das prestações judiciais que vem ganhando consideráveis proporções em sede do direito brasileiro e do direito internacional[130].

Diante disso, os direitos de primeira dimensão[131] são aqueles considerados como os direitos civis e de participação política (direitos correspondentes ao ideal de liberdade, que corresponderam à primeira conquista relevante do povo aos direitos de participar politicamente na esfera estatal e ser reconhecido enquanto cidadão[132]), após foram considerados os direitos de segunda dimensão[133], tipificados como os direitos sociais, culturais e econômicos condizentes com o ideal de igualdade, ocasião em que foi consagrada a efetivação de políticas públicas pelo Estado transmutando da imagem abstencionista para a atuação direta de implementação e realização de prestações que visassem o bem-estar social e a prioridade de melhores condições de vida.

127 Lição proferida na aula inaugural de 1979 dos Cursos do Instituto Internacional dos Direitos do Homem, em Estrasburgo, cf. Bonavides, Paulo. Curso de Direito Constitucional. 28ª edição, Editora Malheiros, São Paulo, 2012, p. 581.

128 Marmelstein, George. Efetivação Judicial..., p. 59-60.

129 Mendes, Gilmar Ferreira; et al. Curso de Direito Constitucional..., p. 268.

130 Bonavides, Paulo. Curso de Direito Constitucional..., p. 583.

131 Mendes, Gilmar Ferreira; et al. Curso de Direito Constitucional..., p. 267.

132 Neste sentido, conferir Bulos, Uadi Lammêgo. Direito Constitucional..., p. 230-231.

133 Os direitos do homem de segunda geração são decorrentes da transformação do preceito freedoms from dos direitos de primeira geração para os freedoms to. Traduzem-se na mudança de postura em relação ao Estado. A princípio fora reivindicada a não-intervenção do Estado no sentido de abstenção, já no âmbito dos direitos de segunda geração reclama a intervenção estatal exigindo uma prestação de sua parte efetivando as políticas públicas e garantindo a concretização dos direitos ditos econômicos, sociais e culturais alcançados.

134 Bonavides, Paulo. Curso de Direito Constitucional..., p. 587-589.

Em outro plano vieram os direitos de terceira dimensão[134] (condizentes ao ideal de fraternidade levantado pela referida revolução) fulcrados no direito à paz, o direito ao meio ambiente, o direito ao patrimônio comum da humanidade e o direito de comunicação. De um modo geral, os direitos de terceira dimensão, como ressaltam alguns, são basicamente direitos concebidos nos últimos anos a fim de envolverem os direitos globais.

A primeira geração de direitos foi marcada pela conquista de liberdades reivindicadas "'contra' ou 'face' ao Estado"[135] no âmbito dos direitos individuais[136] tradicionais (direitos de liberdades) em que se impõe uma postura puramente negativa do Estado[137]-[138], ou seja, a abstenção de certos comportamentos diante do cidadão[139] que podem ser reconhecidos como direitos de resistência ou de oposição[140].

Em um segundo momento, há o destaque para os direitos de segunda dimensão, assim entendidos pelo seu caráter político-social, também chamados de direitos sociais[141] consistentes em poderes em que se exige

[134] BONAVIDES, Paulo. Curso de Direito Constitucional..., p. 587-589.

[135] HAARSCHER, Guy. A filosofia dos direitos do homem. Editora Instituto Piaget, Lisboa, p. 47.

[136] Guy Haarscher destaca que a primeira geração define-se a partir de um individualismo comum a toda a concepção dos direitos do homem, e ao mesmo tempo a partir de um individualismo específico, que tem a marca de uma época especial da história econômico-social da Europa. HAARSCHER, Guy. A filosofia..., p. 45.

[137] MENDES, Gilmar Ferreira; et al. Curso de Direito Constitucional..., p. 267.

[138] Cuida-se da reivindicação formulada ao Estado para que limite seu poder, que "fique à porta" do círculo reservado à autonomia do indivíduo. Diz respeito às liberdades entendidas como freedoms from que implicam uma emancipação do domínio estatal. HAARSCHER, Guy. A filosofia..., p. 47.

[139] PRADO, Franklin Lobato. Corrupção pública e violação dos direitos humanos. Dissertação de Mestrado, Coimbra, 2007, p. 45.

[140] BONAVIDES, Paulo. Curso de Direito Constitucional..., p. 582.

[141] HAARSCHER, Guy. A filosofia..., p. 48. Foram denominados como direitos econômicos, sociais e culturais. Podemos dizer, igualmente, que são considerados como direitos de segunda geração o direito à saúde (objeto do presente ensaio), o direito à educação, ao trabalho, à segurança social, a um nível de vida decente, etc. Se quisermos dar o mesmo estatuto fundamental conferido aos direitos de primeira geração requerer-se-á do Estado o exercício de prestações consideráveis, tais como: a construção de hospitais adequados, medicina gratuita ou pelo menos "acessível", escolas em número suficiente e professo-

uma prestação do Estado perante o cidadão. É o Estado atuando em prol da sociedade por meio da implementação e efetivação de políticas públicas de fornecimento de serviços e condições mínimas de sobrevivência e dignidade à pessoa humana[142].

Cumpre ressalvar que não se pode equivocadamente dizer que os direitos de primeira dimensão seriam sempre direitos negativos, não onerosos, enquanto os direitos de segunda dimensão seriam, em todos os casos, direitos a prestações. Essa falsa distinção seria causa do enfraquecimento dos direitos sociais e de sua decorrente efetivação[143].

Em outro plano reside a terceira dimensão de direitos concernentes ao ideal de solidariedade e fraternidade que consagram os direitos globais considerados coletivamente[144]. Guy Haarscher caracteriza a reivindicação desses direitos limitada à vagas exigências morais e, por esse motivo, quanto mais vagas forem essas reivindicações "mais fluidos são os limites que se lhes procura impor, mais liberdade de acção terão, e menos comprometidos se sentirão por proclamações de consequências tão benignas"[145], sendo suscetíveis à apreciação dos autoritários.

Fala-se, outrossim, em outras dimensões dos direitos fundamentais, como os direitos de quarta dimensão que consagram o direito à democracia, o direito à informação e o direito ao pluralismo, em suma, o direito dos povos[146]. A quinta dimensão, por seu turno, retrata o direito à paz, ao bem comum e a convivência dos povos.

Em última análise, a colocação acerca das dimensões dos direitos fundamentais pode ser retratada em: dimensão individual-liberal (equivalente à primeira dimensão); dimensão social (equivalente à segunda dimensão); dimensão da solidariedade (equivalente à terceira dimensão);

res remunerados pela coletivadade, intervenção do Estado na vida econômica, despesas sociais e outras.

142 Sob esse ponto vale dizer que as liberdades, já citadas anteriormente, passam de freedoms from para freedoms to, que reclama a intervenção estatal por meio da exigência da efetivação de uma prestação realizada por seus órgãos. Haarscher, Guy. A filosofia..., p. 47-48.

143 Marmelstein, George. Efetivação Judicial..., p. 65.

144 Bulos, Uadi Lammêgo. Direito Constitucional..., p. 230.

145 Haarscher, Guy. A filosofia..., p. 52-53.

146 Bulos, Uadi Lammêgo. Direito Constitucional..., p. 231.

e dimensão democrática (equivalente à quarta dimensão); e dimensão solidária (equivalente à quinta dimensão) em que todas elas correspondem a uma mesma realidade dinâmica. Fala-se, então, na vinculação de direitos nas diversas dimensões em que um é essencial para a existência de outro, como por exemplo, o direito à saúde (segunda dimensão) estar intimamente ligado ao direito à vida (primeira dimensão).

3.4. Proteção jurisdicional dos direitos fundamentais

O início da juridicização dos direitos fundamentais tradicionais acabava no limiar das relações especiais. Contudo, eram pautadas em dois tipos de relações: relação de serviço e relação orgânica, esta tutelada na subordinação de um órgão de disciplina interna e aquela projetada numa situação protegida pelo direito externo. A compreensão dos direitos fundamentais plasmava-se nas necessidades de serviço que se impunham, entretanto, não estava à livre disposição do administrado[147].

Considerando que os meios de tutela dos direitos fundamentais e sociais[148] alargaram-se exponencialmente e os direitos que até então já

[147] SOARES, Rogério Guilherme Ehrhardt. Princípio da legalidade e Administração Constitutiva. Boletim da Faculdade de Direito da Universidade de Coimbra, Vol. LVII, Coimbra, 1981, p. 186.

[148] Necessário se faz esclarecer que os direitos sociais, segundo uma vertente sustentada por Gomes Canotilho, não são mais do que pretensões legalmente reguladas, sendo pouco aceitável a tese de que aos direitos econômicos, sociais e culturais deve ser atribuída aplicabilidade imediata similar à que reveste os direitos fundamentais, com fundamento no postulado "O legislador determina o que é um direito social, mas ele não está vinculado a direitos sociais". Haverkate, Verfassungslehre, p. 279 apud CANOTILHO, J. J. Gomes. "Metodologia Fuzzy" e "Camaleões Normativos" na problemática actual dos direitos económicos, sociais e culturais in Estudos sobre Direitos Fundamentais. 2ª edição, Coimbra Editora, 2008, p. 105.

Sob outro enfoque, constatamos a hipótese de que da análise dos dispositivos constitucionais relativos aos direitos sociais, "pode-se também afirmar que, ao erigir a saúde à condição de direito fundamental, a Constituição de 1988 acabou dotando as normas definidoras do direito à saúde de aplicabilidade imediata, a teor do §1º do art. 5º da Constituição. [...] O problema é saber se a partir de tão somente das disposições constitucionais vigentes é possível extrair genuínos deveres legislativos e administrativos, que se encaixariam em direitos subjetivos judicialmente exigíveis frente ao Estado". MEDEIROS, Fabrício Juliano Mendes. O Ativismo Judicial e o Direito à Saúde. Editora Fórum, Belo Horizonte, 2011, p. 59-60.

haviam sido sistematicamente constitucionalizados[149] passaram a ser objeto de exercício e tutela direta pelo indivíduo detentor de tal proteção[150] "contra ou 'face' ao Estado"[151], a extensão da proteção dos direitos constitucionalmente previstos expandiu o campo de atuação do Poder Judiciário fazendo com que demandas de cunho protetivo fossem propostas e a vinculação dos demais poderes fosse intensamente exigida tanto pelo Órgão Judicial, ao qual incumbia a fiscalização da aplicação

Em resposta, Daniel Sarmento posiciona-se da seguinte maneira: "(...) É certo que as normas programáticas não são meros conselhos aos poderes públicos, produzindo efeitos jurídicos significativos. Porém, de acordo com o conhecimento convencional, não figura dentre estes efeitos a possibilidade de exigência de prestações positivas, e é exatamente isto o que mais interessa em matéria de direitos sociais. Conceber os direitos sociais como normas programáticas implica deixá-los praticamente desprotegidos diante das omissões estatais, o que não se compatibiliza nem com o texto constitucional, que consagrou a aplicabilidade imediata de todos os direitos fundamentais (art. 5º, parágrafo 1º), nem com a importância destes direitos para a vida das pessoas". SARMENTO, Daniel. A proteção judicial dos direitos sociais: alguns parâmetros ético-jurídicos. In: SOUSA NETO, Cláudio Pereira de; SARMENTO, Daniel (org.). Direitos sociais: fundamentos, judicialização e direitos sociais em espécie. Editora Lumen Juris, Rio de Janeiro, 2008, p. 566.

149 No que diz respeito aos direitos econômicos, sociais e culturais, vale ressaltar a advertência feita por Gomes Canotilho ao dispor que referidos direitos "concebem-se, na esteira da intersecção socialista/keynesiana, como direitos a prestações cujo titular passivo é o Estado que, por sua vez, impõe o pagamento autoritário e coactivo de impostos destinados a satisfazer as demandas prestacionais dos cidadãos". Fala-se, igualmente, na indistinção do conceito da teoria dos direitos econômicos, sociais e culturais, o que o renomado constitucionalista tratou como fuzzysmo ou metodologia fuzzy, ao passo que esse indeterminismo acompanha o discurso crítico sobre as ciências sociais fazendo surgir o camaleão normativo (expressão utilizada pelo constitucionalista alemão J. Isensee, in Der Staat, 19, 1980), ou seja, a instabilidade e imprecisão normativa de um determinado sistema jurídico aberto. Cf. CANOTILHO, J. J. Gomes. "Metodologia Fuzzy"..., p. 99-101.

150 Cumpre mencionar os atos passíveis de averiguação pelo Poder Judicial consistentes no conteúdo das normas programáticas constitucionalmente previstas e não efetivadas pelos demais poderes. Além disso, podemos dizer que os atos de governo (passíveis de controle judicial restrito, já que possuem naturalmente sujeição ao controle realizado pelo parlamento) e os atos administrativos (que, por decorrerem de previsões legais circunscritas aos contornos legais, em regra, estariam sujeitos a um controle amplo, salvo os atos derivados do poder discricionário).

151 HAARSCHER, Guy. A filosofia..., p. 47.

correta da lei concessiva, quanto pelos cidadãos juridicamente reconhecidos como detentores de direitos.

No que tange à vinculação dos poderes, pode-se depreender que "ao sopesar os distintos atos materiais passíveis de serem praticados, deve o Executivo realizar a análise dos valores envolvidos e identificar aqueles que, à luz das circunstâncias fáticas e jurídicas, possuam maior peso"[152], sendo insindicáveis tais atos uma vez considerada a dotação política que os reveste.

No entanto, caso reste demonstrado que valores indispensáveis à dignidade da pessoa humana foram prescindidos por outros de peso nitidamente inferior, a opção se mostrará destoante da Constituição e, *ipso iure*, inválida[153]. Resta clarificada, então, a ideia do Estado como gestor do bem-estar geral e da justiça social[154].

Referida movimentação produziu bons frutos considerando o respeito pelos direitos mais básicos do cidadão, contudo, à medida que o Poder Judiciário concedia medidas satisfativas e determinadoras de cumprimento de políticas públicas pelos demais poderes e a exigência de leis mais protetivas, este mesmo poder alargou imensamente sua função, passando de fiscalizador para o possível governo de juízes[155].

Nos Estados Unidos, apesar da desvalorização inicialmente dada pelos constitucionalistas quanto à distinção entre o Executivo e a Administração, sedimentou-se o entendimento de que o Tribunal pode impedir que o Congresso retenha um poder de contínua definição de preceitos legais

[152] Garcia, Emerson. Princípio da Separação..., p. 977.

[153] Garcia, Emerson. Princípio da Separação..., p. 977.

[154] Zippelius, Reinhold. Teoria Geral do Estado..., p. 396.

[155] Piçarra, Nuno. A separação dos poderes..., p. 206. "Entre 1880 e 1935, o Supremo Tribunal Federal afirmou claramente o seu poder contra o poder legislativo, erigiu-se, de facto, em contralegislador, num sentido conservador da ordem social capitalista, tendo dado origem ao chamado governo dos juízes". Neste sentido, cf. Garcia, Emerson. Princípio da Separação..., p. 989. Com o evolver do judicial review of legislation, que assegurava a fiscalização da constitucionalidade por todo e qualquer tribunal e, em especial, com as decisões adotadas pela Suprema Corte em relação a inúmeras medidas que compunham o New Deal, declarando a sua incompatibilidade com a Constituição, foram vigorosas as vozes que se insurgiram contra a aparente formação de um "judges government", que poderia comprometer a liberdade de conformação do legislador e o próprio princípio democrático.

e, igualmente, de que pode proibi-lo de executar diretamente as leis através de seus agentes ou remeter ao Executivo o preenchimento das lacunas da lei[156].

A peculiar independência da função judicial na tradição anglo-saxônica suporta uma ideia garantística de oposição e equilíbrio entre os órgãos políticos, demonstrada pela adoção precoce do controle jurisdicional de constitucionalidade, atualmente reforçada pela contenção das pressões dos grupos[157].

Os juízes ampliaram sua função para além da consideração e cumprimento primordial da Constituição de um Estado, imiscuindo-se nos demais poderes e no desempenho da função típica de cada um deles, ou seja, por vezes os juízes têm legislado e até controlado as finanças públicas para a implementação de políticas públicas interferindo no que dispõe as leis orçamentárias[158]. Aos juízes cabia a aplicação da norma constitucional puramente, contudo, com a abrangência interpretativa atribuída ao Poder Judiciário ele deve procurar aplicar a norma em sua essência, ou seja, o espírito daquele mandamento constitucional.

Reinhold Zippelius alerta para o fato de que tudo no Estado é uma questão da procura da justa medida e que uma excessiva juridicização[159] das relações sociais não só restringe a liberdade dos cidadãos como, tam-

[156] VASCONCELOS, Pedro Carlos Bacelar de. A separação dos poderes..., p. 99 e 103.

[157] VASCONCELOS, Pedro Carlos Bacelar de. A separação dos poderes..., p. 103.

[158] John Locke já advertia que o "poder legislativo não pode transferir o poder de fazer leis para outras mãos. Trata-se de um poder que o povo delegou; quem o detém não pode transmiti-lo a outros. Somente o povo pode designar a forma da comunidade política, e fá-lo através da instituição do poder legislativo e nomeando os seus titulares. [...] Na medida em que a concessão incidiu sobre o poder de fazer leis, e não de fazer legisladores, o poder legislativo não tem o poder de transferir a sua autoridade legisladora, nem de colocá-la noutras mãos". Poderíamos dizer que com base no pensamento de Locke, além de não se tratar de transmissão direta da atividade legiferante pelo legislador ao Judiciário, este último estaria violando normas naturais de investidura de poder transmitidas pelo povo ao legislador, imiscuindo-se e determinando-se capaz de uma atividade que não lhe compete. Cf. LOCKE, John. Dois Tratados..., p. 328.

[159] ZIPPELIUS, Reinhold. Teoria Geral do Estado..., p. 395-396. "A oferta de prestações e oportunidades do Estado seria para a existência e a possibilidade de desenvolvimento dos indivíduos, em muitos casos, tão importante como a omissão de intervenções estatais. Por esta razão, também em relação a tais prestações do Estado dever-se-ia tomar uma decisão

bém, dá origem a uma esquematização descabida de processos da vida. Segundo o mesmo autor, a proliferação descontrolada de leis pode acarretar insegurança jurídica, uma vez que a inflação normativa e a legalização excessiva acabam ocasionando o enfraquecimento do direito, passando a regulamentar banalidades[160].

Sob a óptica de António Barbosa de Melo a indeterminação dos conceitos legais poderia gerar problemas com relação à discricionariedade administrativa, podendo a administração ficar sob o império da ordem jurídica, afinal, em que pese o controle mais intensivo dos juízes, a "[...] decisão jurisdicional é constitutiva ou declarativa, os poderes de cognição e decisão do juiz são limitados, o cumprimento da sentença ainda cabe à Administração [...]"[161].

No mesmo sentido, preconiza que a divisão de poderes diz respeito à atribuição da parte substancial de cada uma das funções incluídas na tríade política a um dos três poderes do Estado, os quais se distinguem entre si pela sua diferente estrutura, legitimação e modo de exercício[162], razão pela qual seria errôneo admitir uma relação biunívoca entre poder jurisdicional e função jurisdicional[163].

Mesmo diante de tais considerações, não é de se olvidar que o reconhecimento de funções administrativas foram conferidas ao controle interno do Poder Judiciário, bem como funções judiciais atribuídas ao Poder Executivo e Legislativo, e vice- versa. Isso para reafirmar que, apesar de delimitadas as funções típicas de um poder, ele ainda poderá exer-

prévia num procedimento legislativo parlamentar, assente na legitimação democrática do parlamento, com debate público e sob o controlo da opinião pública (BVerfGE 40, 248 s.)".

160 ZIPPELIUS, Reinhold. Teoria Geral do Estado..., p. 389.

161 MELO, António Moreira Barbosa de. Direito Administrativo II..., p. 05.

162 MELO, António Moreira Barbosa de. Sobre o problema..., p. 04.

163 Emerson Garcia observa que esse sentido biunívoco poder-se-ia referir ao fato de ser atribuído tanto ao Poder Executivo quanto ao Judiciário a função de executarem a lei, contudo, esta concepção não parece ser acertada já que poderia levar a crer que "o ato de 'interpretar a lei em caso de conflito' faz necessariamente parte do ato geral de 'fazer executar a lei', o que torna o Judiciário um ramo do Executivo". Afinal, concentrar as funções executiva e judiciária sob a mesma epígrafe poderia comprometer a autonomia voltada à função finalística do poder, sua estrutura organizacional e a não hierarquização, podendo, ainda que reflexamente, atingir a independência dos próprios juízes. Cf. GARCIA, Emerson. Princípio da Separação..., p. 956.

cer funções relativamente determinadas aos outros poderes, mediante previsão constitucional anterior e delimitação material, com o intuito de controlar internamente as atividades por cada um desempenhadas, conferindo autonomia e legitimidade, mesmo que não condizente com a tarefa principal.

Se os juizes fossem exonerados da atribuição de julgar leis politizadas, correr-se-ia o risco de escapar à aplicação dos tribunais a generalidade de leis que retratam vontades e razões que compõem a comunidade política permitindo a retomada do arbítrio.

Relativamente a esse entendimento, verifica-se que a postura atualmente adotada pelos juízes revela-se completamente contrária ao posicionamento anteriormente referido. Isso porque, a cada dia verifica-se a existência de decisões interpretativas particularistas determinando a concretização de direitos em detrimento da maioria, fazendo com que o Estado socorra, prioritariamente, os direitos daqueles que o invocaram judicialmente e não a tutela de direitos gerais e universais.

Em consonância com o entendimento de António Barbosa de Melo faltaria, ainda, aos tribunais, um requisito considerado pressuposto constitucional para o exercício da função legislativa, qual seja, o princípio da responsabilidade política[164] dos juízes[165]. Nessa esteira, pode-se relacionar com a abordagem que tem sido suscitada pelos que são contrários à abordagem política atribuída aos juízes e, consequentemente, a legitimidade para proferirem decisões de cunho político-social determinando que os Poderes Executivo e Legislativo promovam os direitos sociais segundo as diretrizes judiciais abordadas.

Neste caso, fala-se do argumento de legitimação democrática que é inerente ao detentor da função política, seja na esfera executiva, seja na função legiferante. Diz-se que os juízes não foram democraticamente eleitos e, por isso, não detêm mandato e, consequentemente, lhes faltam legitimidade político-democrática.

Do referido argumento, constata-se que a função legislativa deve ser exercida por órgãos cujos titulares sejam politicamente responsáveis pelo

[164] Canotilho, J. J. Gomes. Direito Constitucional e Teoria ..., p. 554-555.

[165] Melo, António Moreira Barbosa de. Sobre o problema..., p. 17.

modo como agemb sendo caracterizados, desse modo, pela função legislativa no Estado Democrático de Direito.

Para António Barbosa de Melo, a "função legislativa deve aparecer como prestação ou trabalho próprio e distinto no conjunto das actividades que o aparelho estadual em bloco exerce em relação à Sociedade, ao povo, à nação". Neste sentido, "a função legislativa é exercida por órgãos legislativos (Parlamento e governos); os tribunais não são órgãos legislativos; logo, os tribunais não praticam actos integrados na função legislativa"[166].

Importante ressaltar que a função legislativa, dentre outros atributos, é dotada de autoreversibilidade. Com base nisso, qualquer ato legislativo pode ser sempre modificado, suspenso ou revogado por outro ato legislativo[167]-[168]. Diversamente da autoreversibilidade conferida ao Poder Legislativo, o Poder Judiciário não pode, por si só, modificar a sentença depois de proferida e esgotados os recursos, uma vez que poderia comprometer a credibilidade judicial, razão pela qual, deve o juiz atuar prudente e refletivamente realizando certa prospecção para o futuro da jurisprudência.

3.5. Mecanismos de tutela e proteção dos direitos fundamentais e dos direitos econômicos, sociais e culturais no direito comparado

Diante de toda evolução concernente aos direitos fundamentais e aos direitos fundamentais sociais, foi necessário zelar para que eles, além de sistematizados constitucionalmente, fossem respeitados e observados nos ordenamentos jurídicos interno e global. Por esta razão, mecanismos de defesa e tutela foram gradualmente normatizados a fim de conceder a

[166] Melo, António Moreira Barbosa de. Sobre o problema..., p. 29.

[167] Melo, António Moreira Barbosa de. Sobre o problema..., p. 35-36.

[168] Disposição diversa podemos relacionar, especificamente no que se refere aos direitos fundamentais e sociais, com o princípio da vedação do retrocesso. Segundo a vertente que lhe tem sido atribuída, não é possível regredir na disposição de um direito que atingiu certo grau de proteção, limitando, veementemente, a atividade legiferante do legislador ordinário, que deverá não apenas assegurar um mínimo do núcleo do direito tutelado (sua vertente mais branda), mas sim, a integralidade do direito segundo as disposições constitucionais alcançadas podendo se tornar imutáveis no texto constitucional equiparando-se às cláusulas pétreas.

concretude apta a assegurar a dignidade das pessoas, bem como a observância dos direitos individual e coletivamente considerados.

Em que pese sejam imprescindíveis para a concretização dos direitos fundamentais, não será feita análise acurada acerca de todos mecanismos globais de tutela, uma vez que extrapolaria o assunto em tela e o seu desenvolvimento poderia alterar sobremaneira a órbita de investigação, razão pela qual o olhar será voltado ao objeto do presente enredo.

Efetuadas as devidas ressalvas e delimitado o âmbito em exame, diz-se que no Brasil, em sede do controle de constitucionalidade das normas e a proteção dos direitos em comento, a ação direta de inconstitucionalidade por omissão e o mandado de injunção tiveram o antigo entendimento superado pelo Supremo Tribunal Federal, raciocínio este que dispunha sobre a mera comunicação acerca da omissão aos órgãos legislativos. Igualmente, fora ultrapassada a antiga doutrina da limitação da Corte em atuar apenas como legislador negativo mediante o posicionamento mitigado pelas providências positivas que têm sido tomadas no caso concreto.

Em Portugal, não apenas pela falta de um instrumento equiparável ao mandado de injunção brasileiro, pois a ausência de remédios específicos não afetam o cumprimento das garantias fundamentais, o entendimento permanece mais conservador, já que "o Tribunal Constitucional não tem poderes senão para *comunicar* aos órgãos legislativos competentes a existência dessa situação de inconstitucionalidade"[169].

Como não é próprio do Tribunal Constitucional Português inferir em sede de controle de inconstitucionalidade por omissão fazendo-se substituir ao legislador parlamentar, há que se defender o poder da maioria que é representada pelo Parlamento. Ao referido Tribunal incumbe a análise da necessidade da norma faltante e a feitura de mera recomendação ao Parlamento para que este edite a lei regulamentadora, não ultrapassando os limites constitucionais impostos atribuindo, neste caso, maior força e autonomia ao Poder Legislativo[170].

169 Andrade, José Carlos Vieira de. Os Direitos Fundamentais..., p. 384.

170 Andrade, José Carlos Vieira de. Legitimidade da Justiça Constitucional e princípio da maioria in Legitimidade e Legitimação da Justiça Constitucional, Colóquio no 10º Aniversário do Tribunal Constitucional realizado em Lisboa, em maio de 1993, Coimbra Editora, Coimbra, 1995, p. 78-80.

Conforme já fora ressaltado nos tópicos anteriores, alguns meios têm se destacado na proteção e promoção dos direitos fundamentais e dos direitos econômicos, sociais e culturais, especialmente no que diz respeito ao direito à proteção da saúde. Dentre os indicados como protetores destes direitos destaca-se o sistema judicial, a atuação administrativa[171] e a figura do *ombudsman* ou provedor de justiça, particularmente presente no ordenamento português.

Nesta esteira, o direito ao Provedor de Justiça – *Ombudsman* Português – está intimamente ligado ao direito de petição previsto no artigo 23º da CRP e cuida-se do direito de acesso ao Provedor de Justiça conferido ao cidadão como meio hábil e eficaz de proporcionar a tutela efetiva ao direito pleiteado na petição, reclamação ou queixa apresentada contra o Poder Público e a garantia de que serão dirigidas ao órgão ofensor as recomendações necessárias para prevenir e reparar as injustiças, também lhe cabe providenciar e reparar injustiças praticadas quer por ilegalidade, quer por parcialidade ou má administração[172]-[173].

O Provedor de Justiça constitui-se de um órgão independente face à Assembleia da República apto à salvaguarda e promoção dos direitos constitucionalmente consagrados. Isto quer dizer que não são objeto de tutela apenas os direitos, liberdades e garantias, mas, inclusive, os direitos econômicos, sociais e culturais[174]. Abrange, com isso, todas as ações ou omissões dos poderes públicos[175]. Todavia, mister se faz salientar que

[171] "O contencioso administrativo exerce papel imprescindível para a defesa dos direitos fundamentais, donde decorrem importantes decisões jurisprudenciais e doutrinas correspondentes ao abuso ou desvio de poder, bem como o reconhecimento de princípios fundamentais do direito republicano considerados supralegais integradores do 'bloc de constitutionnalité'". Cf. Ferreira Filho, Manoel Gonçalves. Direitos Humanos..., p. 106-107.

[172] Canotilho, J. J. Gomes. Direito Constitucional e Teoria ..., p. 513.

[173] Neste sentido, existe autonomia de atuação, pois a atividade do Provedor pode ser exercida por iniciativa própria. Cf. Canotilho, J.J. Gomes e Moreira, Vital. CRP – Constituição da República Portuguesa Anotada. Vol. I, 4ª edição, Coimbra Editora, Coimbra, 2007, p. 440-441.

[174] L. Lingnau da Silveira, O provedor de justiça, cit. pp. 708 e ss. apud Canotilho, J. J. Gomes. Direito Constitucional e Teoria ..., p. 513.

[175] Cf. Artigo 23º, 1, da CRP.

o Provedor de Justiça não é dotado de competência decisória, não sendo possível que ele revogue, anule ou suspenda atos da Administração[176].

De igual modo, o direito de acesso ao direito e à tutela jurisdicional efetiva é, ele mesmo, um direito fundamental constituindo uma garantia imprescindível da proteção de direitos fundamentais sendo, por isso, inerente à ideia de Estado de direito[177]. Na concepção de Gomes Canotilho ele é considerado como *protecção alargada de direitos fundamentais* quer nas dimensões processuais quer nas dimensões substantivas[178] caracterizadoras do processo equitativo.

É o que se depreende do artigo 20º da CRP e em conformidade com o referido dispositivo, é assegurado ao cidadão a informação e consulta jurídicas, o patrocínio judiciário e fazer-se acompanhar por advogado perante qualquer autoridade, não podendo lhe ser denegada a justiça por insuficiência de meios econômicos, já que o acesso à justiça é um acesso materialmente informado pelo princípio da igualdade de oportunidades[179].

A sua natureza de direito prestacional dependente e de direito de legalmente conformado é visível, quer quanto ao direito de acesso ao direito através das vias não jurisdicionais (ex.: serviços de informação jurídica, lojas do cidadão em questões de direito), quer quanto ao direito de acesso aos tribunais mediante patrocínio judiciário[180].

São resguardados, de igual sorte, a duração razoável do processo e a emissão de decisão judicial mediante o trâmite de processo equitativo para, ao final, serem defendidos os direitos, liberdades e garantias pessoais. A lei assegura, ainda, a existência do procedimento judicial célere e prioritário a fim de obter tutela efetiva e em tempo útil contra as ameaças ou violações dos direitos fundamentais[181].

176 Botelho, Catarina Santos. A tutela directa dos direitos fundamentais. Avanços e recuos na dinâmica garantística das Justiças Constitucional, Administrativa e Internacional. Editora Almedina, Coimbra, 2010, p. 126.

177 Canotilho, J.J. Gomes e Moreira, Vital. CRP – Constituição..., p. 408.

178 Canotilho, J. J. Gomes. Direito Constitucional e Teoria ..., p. 495.

179 Canotilho, J. J. Gomes. Direito Constitucional e Teoria ..., p. 501.

180 Canotilho, J.J. Gomes e Moreira, Vital. CRP – Constituição..., p. 408.

181 Canotilho, J. J. Gomes. Direito Constitucional e Teoria ..., p. 506.

Importante frisar que o indivíduo que se julgar lesado nos seus direitos tem acesso direto aos tribunais contra quaisquer ações ou omissões ofensivas praticadas pela Administração ou por entidades privadas. Nesse sentido, sobressai aos demais tribunais a atuação do Tribunal Administrativo considerando que é de sua competência em primeira linha a defesa contra atos de autoridade das entidades públicas[182].

Ponto particular de referência é o que podemos deduzir dos artigos 204º e 280º da CRP, sobre a fiscalização concreta de constitucionalidade. O modelo constitucional português não dispõe de direito autônomo de ação, nas jurisdições ordinárias ou na jurisdição constitucional apto a averiguar a constitucionalidade de normas e leis e, ainda, das ações ou omissões que atentem contra os direitos, liberdades e garantias, diferentemente com o que se depreende do modelo espanhol e dos países sul-americanos (recurso de amparo) e ao da Alemanha, Áustria e Suiça (queixa constitucional)[183].

O cidadão português, por sua vez, tem o direito constitucional à justiça constitucional conforme subtraimos da inteligência de Fernando Alves Correia[184] e, para que o particular se valha do mecanismo constitucional de averiguação de norma ou lei que esteja em desconformidade com a Constituição, deverá provocar sua aplicação e consequente ofensa a seus direitos fundamentais ou esperar uma questão jurídica em que deva ser aplicada a lei em questão. A partir daí, poderá ser arguida a inconstitucionalidade perante o tribunal ordinário e, esgotados os recursos ordinários tolerados pela decisão proferida, interpor-se-á recurso ao Tribunal Constitucional suscitando a questão prejudicial numa espécie de "*controlo subjectivo*"[185].

De outra sorte, o recurso de amparo consta relevantemente na Constituição Espanhola de 1978 e em condições similares em outros ordenamentos jurídicos como Alemanha, México e outros e, sem hesitar,

[182] ANDRADE, José Carlos Vieira de. Os Direitos Fundamentais..., p. 343.

[183] CORREIA, Fernando Alves. Os direitos fundamentais e a sua protecção jurisdicional efectiva. Boletim da Faculdade de Direito, Vol. LXXIX, Universidade de Coimbra, Coimbra, 2003, p. 69.

[184] CANOTILHO, J. J. Gomes. Direito Constitucional e Teoria ..., p. 507.

[185] CANOTILHO, J. J. Gomes. Direito Constitucional e Teoria ..., p. 507.

constitui um dos mais importantes mecanismos de defesa dos direitos fundamentais que o cidadão possui para tutela de seus interesses transcendendo a esfera meramente acadêmica e profissional.

Destaca-se que a criação do recurso de amparo não foi inovação introduzida na Constituição vigente, ao contrário, já existia na "II República (arts. 105, 121 b y 123 de la Constitución de 1931)"[186]. Acrescente-se que ao passo que a atual "Constituição Espanhola (CE), de 1978, decidiu positivar o recurso de amparo, teve como fontes inspiradoras o amparo mexicano, a constituição precedente de 1931, o modelo da *Verfassungsbeschwerde* alemã e das *Beschwerden* suíça e austríaca"[187]-[188] sendo sua denominação proveniente da Constituição Mexicana de 1917.

Assim sendo, o recurso de amparo é instrumento protetivo dos direitos fundamentais assegurados na Carta Magna mediante ato violador originário dos poderes públicos[189]-[190] devendo ser invocado perante o Tribunal Constitucional e tendo como objeto de tutela os direitos descritos nos artigos constantes do Capítulo II, do Título I da Constituição Espanhola, conforme prescreve o artigo 53, 2º[191] do referido Diploma

[186] García, Ruiz, El recurso de amparo en el Derecho español. Madrid, 1980, pp. 51-66, apud Castro, José L. Cascajo. SENDRA, Vicente Gimeno. Temas clave de la Constitucion Española. El recurso de amparo. 2ª edição, Editora Tecnos, 1988, p. 89.

[187] Botelho, Catarina Santos. "Haja uma nova jurisdição constitucional. Pela introdução de um mecanismo de acesso directo dos particulares ao Tribunal Constitucional". Disponível em: http://www.oa.pt/Conteudos/Artigos/detalhe_artigo.aspx?idc=31559&idsc=112472&ida=112724. Acesso em 23 de janeiro de 2013.

[188] Para mais detalhamentos acerca das denominações do recurso de amparo espalhadas pelos ordenamentos de outros Estados Internacionais, cf. Botelho, Catarina Santos. A tutela directa..., p. 86-88.

[189] Gisbert, Rafael Bustos. ¿Está agotado el modelo de recurso de amparo diseñado en la Constitución Española?. Revista Teoría y Realidad Constitucional, Nº 4, 2º semestre 1999, Universidad Nacional de Educación a Distancia Editorial Centro de Estudos Ramón Areces, p. 275.

[190] Correia, Fernando Alves. A justiça constitucional em Portugal e em Espanha. Encontros e divergências. Direito. Revista Xurídica da Universidade de Santiago de Compostela, Vol. 7, Nº 2, 1998, Servicio de Publicacións da Univerdade de Santiago de Compostela, p. 63.

[191] Constitución Española, 1978. Disponível em: http://noticias.juridicas.com/base_datos/Admin/constitucion.tl.html#a53. Acesso em 22 de janeiro de 2013.

Constitucional, outrossim, consoante previsão no artigo 41 e s.s. da Ley Orgánica 2/1970, de 3 de octubre, Del Tribunal Constitucional[192].

Nomeadamente, estruturou-se como "recurso de amparo constitucional", todavia por ter lugar perante o Tribunal Constitucional também pode ser designado como "recurso de amparo extraordinário", não se confundindo com o "recurso de amparo ordinário", que é interposto perante ordens jurisdicionais distintas da jurisdição constitucional ordinária[193], tendo em vista que as ações que envolvem o amparo dos direitos fundamentais transcendem a esfera particular, já que os demais cidadãos poderão ser beneficiados a partir da análise do caso concreto e a concessão da satisfação com eficácia *erga omnes.*

Destaca-se pela possibilidade do cidadão ingressar diretamente com ação perante o Tribunal Constitucional para que seja dada efetividade a seus direitos e garantias fundamentais constitucionalmente assegurados e, ainda, visando a proteção tanto de direitos particulares e das minorias em si, quanto das maiorias.

Deste modo, deduz-se que a finalidade do recurso de amparo é a superproteção (segundo Rafael Bustos Gisbert é uma espécie de "*supercasación*"[194]) dos direitos e liberdades fundamentais constitucionalmente assegurados quando as vias ordinárias de satisfação tiverem se mostrado insuficientes. E, acima de tudo, a necessidade de não apenas declarar os direitos e liberdades, mas, sobretudo, de providenciar os meios de garanti-los[195].

Assim, mister se faz salientar que a abrangência do amparo constitucional acolhe os direitos fundamentais tanto numa perspectiva subjetiva, quanto objetiva. Considera-se que o interesse pode ser do particular que foi diretamente atingido pelo ato comissivo ou omissivo causador da lesão, bem como da comunidade num contexto geral, por meio dos

[192] Ley Orgánica 2/1979, de 3 de octubre, Del Tribunal Constitucional. Disponível em: http://www.tribunalconstitucional.es/es/tribunal/normasreguladoras/Lists/NormasRegPDF/Normas%20Regul adoras/leyorgtrib.pdf. Acesso em 24 de janeiro de 2013.

[193] Correia, Fernando Alves. I Conferência da Justiça Constitucional da Ibero-América, Portugal e Espanha. Lisboa. Sala do Senado da Assembleia da República. 10-14 de outubro de 1995, p. 101-102.

[194] Gisbert, Rafael Bustos. ¿Está agotado..., p. 276.

[195] Castro, José L. Cascajo. Sendra, Vicente Gimeno. Temas clave..., p. 55.

que são chamados legitimados institucionais como o Ministério Fiscal e o Defensor do Povo, que detêm legitimidade para interpor o recurso de amparo. Neste contexto, ressalta-se a previsão do artigo 162, 1º, alínea 'a' da C.E. e o artigo 46 da Lei Orgânica do Tribunal Constitucional Espanhol e, ainda, em alguns casos, até a formação de alguns grupos sociais.

A despeito de países como Alemanha, Áustria e Suiça terem processos análogos ao processo de recurso de amparo espanhol, apenas a Alemanha trata de conteúdo semelhante. Os Tribunais Constitucionais da Espanha e Alemanha atuam em defesa efetiva dos direitos fundamentais, razão pela qual ampliam o cumprimento das garantias constitucionais mediante a realização do controle de constitucionalidade das leis[196].

A queixa constitucional (*Verfassungsbeschwerde*) foi introduzida no ordenamento jurídico alemão, prefacialmente, na Lei do Tribunal Constitucional Federal (*Bundesverfassungsgerichtsgesetz* – BVerfGG), em 12 de março de 1951, vindo a ser constitucionalizada somente em 1969, por meio da 19ª Lei sobre a Revisão da Constituição Federal alemã (*Grundgesetz* – GG)[197].

Cuida-se de um meio de recurso extraordinário[198] de proteção dos direitos fundamentais constitucionalizados e essencialmente apresenta estrutura similar à que fora descrita concernente ao recurso de amparo espanhol. Entretanto, ela visa proteger não só os direitos fundamentais, mas também, "aqueles assemelhados aos fundamentais previstos na Constituição Alemã contra qualquer ofensa praticada por ato estatal"[199]

[196] Rubio Llorente, Francisco. Minorías y mayorías en el poder constituyente. Anuario de derecho constitucional y parlamentario. ISSN 1130-4243, Nº. 3, 1991, p. 57-58.

[197] Botelho, Catarina Santos. "Haja uma nova jurisdição constitucional. Pela introdução de um mecanismo de acesso directo dos particulares ao Tribunal Constitucional". Disponível em: http://www.oa.pt/Conteudos/Artigos/detalhe_artigo.aspx?idc=31559&idsc=112472&ida=112724. Acesso em 23 de janeiro de 2013.

[198] Starck, Christian. Jurisdição constitucional e tribunais comuns. Anuário Português de Direito Constitucional, Coimbra Editora, Vol. IV, Coimbra, 2004-2005, p. 15.

[199] Moretto, Renata Cristina. As semelhanças e distinções entre o mandado de segurança no direito brasileiro e o recurso de amparo perante o Tribunal Constitucional alemão. Revista de Direito Constitucional e Internacional, São Paulo, Ano 16, Nº. 64, Julho-setembro, 2008, Instituto Brasileiro de Direito Constitucional, Editora Revista dos Tribunais, p. 284.

sendo assim chamados todos aqueles que, embora não previstos no rol da Constituição alemã, são assim tratados pelo ordenamento jurídico.

Dizer-se-á de um suposto "refinamento (*Verfeinerung*) dos direitos constitucionais e do estatuto jurídico-constitucional da pessoa e do cidadão exercido pelo Tribunal Constitucional"[200]. O sentido do instituto "da queixa constitucional é o de que *todos* os actos dos poderes legislativo, executivo e judicial devem ser controláveis sob o ponto de vista da sua 'conformidade com os direitos fundamentais' (§ 90 BVefGG)"[201].

Este instrumento terá como objeto toda a atuação do poder público, independentemente da forma jurídica que assuma "ou seja, incide sobre quaisquer actos emanados pelos poderes legislativo, administrativo ou judicial"[202]. Importante frisar, outrossim, que foi alargada a competência para apreciação da queixa constitucional quando for intentada contra sentenças indo para além da proteção material dos direitos fundamentais, o que quer dizer que será examinado também caso uma sentença desrespeite os limites do desenvolvimento judicial do direito, de acordo com o artigo 20, nº. 3, GG[203].

Ocorre igualmente na queixa constitucional a exigência do esgotamento prévio da via judicial ordinária. De igual sorte, a respectiva fundamentação do direito subjetivo supostamente violado e a descrição do ato comissivo ou omissivo do Poder Público gerador da lesão. Em contrapartida, "o esgotamento da via judicial pode ser excepcionalmente desnecessário quando o amparo seja contrário a uma jurisprudência ordinária firme, recente e unívoca"[204].

É parte legítima para interpor a queixa constitucional alemã qualquer pessoa vítima de lesão a seu direito fundamental ou assemelhado, sem a necessidade de representação por advogado, inclusive os juridicamente

200 Correia, Fernando Alves. Os direitos fundamentais e a sua protecção..., p. 69.

201 Starck, Christian. Jurisdição constitucional..., p. 19-20.

202 Botelho, Catarina Santos. "Haja uma nova jurisdição constitucional. Pela introdução de um mecanismo de acesso directo dos particulares ao Tribunal Constitucional". Disponível em: http://www.oa.pt/Conteudos/Artigos/detalhe_artigo.aspx?idc=31559&idsc=112472&ida=112724. Acesso em 23 de janeiro de 2013.

203 Starck, Christian. Jurisdição constitucional..., p. 21.

204 Moretto, Renata Cristina. As semelhanças..., p. 290.

incapazes nos processos em que haja o julgamento de alguma questão que se refira ao seu estado mental.

No que tange às pessoas jurídicas de direito público, considerando que apenas excepcionalmente são titulares de direitos fundamentais, apenas nestas hipóteses estarão legitimadas a interpor a queixa constitucional. De outra sorte, são legitimados passivos o poder público e seus agentes (e demais que exerçam função pública).

O prazo de interposição é de trinta dias, contados a partir da notificação da decisão, da tomada de decisão ou da comunicação que supostamente violou um direito fundamental. Em contrapartida, nos casos em que o objeto de tutela for a lei ou outro ato de soberania perante o qual não se encontre aberta a via judicial[205] a queixa constitucional poderá ser intentada no prazo de um ano, a contar de sua publicação.

Em suma, a queixa constitucional possui grande atrativo no que tange ao acesso direto do cidadão (*unmittelbaren Zugang*)[206] ao Tribunal Constitucional Federal Alemão, já que não é imprescindível sua interposição por meio de advogado[207] e seu alcance vai além da proteção individual dos direitos fundamentais. As decisões proferidas pelo Tribunal Constitucional Alemão "vinculam todos os órgãos constitucionais do Estado Federal e dos Estados Federados, assim como todos os Tribunais e autoridades"[208]. Dispõe, contudo, de efeitos meramente cassatórios, anulando a decisão recorrida e devolvendo a matéria para apreciação do

[205] Botelho, Catarina Santos. "Haja uma nova jurisdição constitucional. Pela introdução de um mecanismo de acesso directo dos particulares ao Tribunal Constitucional". Disponível em: http://www.oa.pt/Conteudos/Artigos/detalhe_artigo.aspx?idc=31559&idsc=112472&ida=112724. Acesso em 31 de janeiro de 2013.

[206] Botelho, Catarina Santos. "Haja uma nova jurisdição constitucional. Pela introdução de um mecanismo de acesso directo dos particulares ao Tribunal Constitucional". Disponível em: http://www.oa.pt/Conteudos/Artigos/detalhe_artigo.aspx?idc=31559&idsc=112472&ida=112724. Acesso em 31 de janeiro de 2013.

[207] Moretto, Renata Cristina. As semelhanças..., p. 285.

[208] Botelho, Catarina Santos. "Haja uma nova jurisdição constitucional. Pela introdução de um mecanismo de acesso directo dos particulares ao Tribunal Constitucional". Disponível em: http://www.oa.pt/Conteudos/Artigos/detalhe_artigo.aspx?idc=31559&idsc=112472&ida=112724. Acesso em 31 de janeiro de 2013.

Judiciário competente, em consonância com o que dispõe o artigo 31, nº 1, da BverfGG.

Nesse sentido, nos casos em que o objeto de tutela se voltar contra uma lei e a decisão de provimento que for proferida declarar nula a lei em questão, sua eficácia vinculante geral dotada de força de lei advirá da publicação no Diário Oficial. "A regra geral é a nulidade *ex nunc* e *ipso iure* das leis inconstitucionais"[209], diferentemente, no que diz respeito ao recurso de amparo, lhe fora conferido efeitos mais abrangentes quanto ao teor de sua decisão, segundo disposição do artigo 55, da Lei Orgânica do Tribunal Constitucional Espanhol.

Relativamente ao direito brasileiro, cabe destacar alguns instrumentos de tutela utilizados como meios de fiscalização e observância dos direitos fundamentais e dos direitos fundamentais sociais. São eles: o mandado de injunção; a ação direta de inconstitucionalidade por omissão e o mandado de segurança, além das ações satisfativas regulares que também abrangem a defesa de direitos fundamentais que por ventura foram violados ou com o intuito de evitar que sofram quaisquer tipos de desrespeito. Igualmente, as demais formas de ação aptas a aferir a constitucionalidade das leis, que não farão parte do presente enredo por uma questão de delimitação temática.

Primeiramente, o mandado de injunção tem como finalidade o exercício de um direito por meio do suprimento da falta de norma regulamentadora[210], daí ser resultante da propositura de ação mandamental impelindo o Poder Judiciário a declarar a omissão legiferante e comunicar ao Poder Legislativo a sua obrigação de legislar por intermédio da edição da lei faltante necessária para o exercício de um direito fundamental que fora preterido pela ausência de norma que o complete[211].

O mandado de injunção está gravado no artigo 5º, inciso LXXI, da Constituição Federal Brasileira. Seu principal questionamento sublinha-se ao fato da previsão de um preceito que supre a lacuna legislativa, con-

[209] MORETTO, Renata Cristina. As semelhanças..., p. 292.

[210] FERREIRA FILHO, Manoel Gonçalves. Direitos Humanos..., p. 183.

[211] SARLET, Ingo Wolfgang; MARINONI, Luiz Guilherme e MITIDIERO, Daniel. Curso de Direito Constitucional. 2ª edição, Editora Revista dos Tribunais, São Paulo, 2012, p. 140-142.

tudo, sem a enunciação dos efeitos a serem proclamados pelo juiz, uma vez que há a hipótese de cabimento, porém, não existe mandamento a ser determinado. Além disso, as causas envolvendo o mandado de injunção são limitadas apenas às omissões que afetem o exercício dos direitos e liberdades constitucionais e das prerrogativas inerentes à nacionalidade, à soberania e à cidadania.

A jurisprudência do Supremo Tribunal Federal sedimentou o entendimento de que os efeitos produzidos pelo mandado de injunção referem-se à aplicação de norma análoga existente até que a lacuna seja preenchida pelo exercício da atividade legiferante legislativa[212]-[213]. Outrossim, esclarece que a expressão "direitos e liberdades constitucionais" abrange exclusivamente os direitos fundamentais, não se enquadrando na presente ação o rol de direitos sociais. Por esse motivo é restrito aos preceitos elencados, devendo ser exercitada a tutela tanto dos direitos sociais quanto dos demais direitos constitucionais violados pela omissão estatal mediante a propositura de ação direta de inconstitucionalidade por omissão[214].

Neste ínterim, a ação direta de inconstitucionalidade por omissão, originariamente proveniente do ordenamento constitucional português, está prevista no artigo 103, parágrafo 2º, da Constituição Federal Brasileira e visa cientificar o Poder Legislativo da falta de medida necessária para a tornar efetiva a norma constitucional[215]. "Se esta omissão é de legiferação, ela dá lugar a uma comunicação (dar ciência, diz o texto) ao Poder competente (o Legislativo). Se é de medida administrativa, a decisão deve fixar prazo de até trinta dias para sua expedição"[216].

Relativamente ao mandado de segurança, cuida-se de ação mandamental que visa proteger direito líquido e certo, individual ou coletivo, não amparado por *habeas corpus* ou *habeas data*, mediante atos revestidos

212 Ferreira Filho, Manoel Gonçalves. Direitos Humanos..., p. 185.
213 Sarlet, Ingo Wolfgang; Marinoni, Luiz Guilherme e Mitidiero, Daniel. Curso de Direito Constitucional..., p. 142-151.
214 Bonavides, Paulo. Curso de Direito Constitucional..., p. 344.
215 Sarlet, Ingo Wolfgang; Marinoni, Luiz Guilherme e Mitidiero, Daniel. Curso de Direito Constitucional..., p. 1176.
216 Ferreira Filho, Manoel Gonçalves. Direitos Humanos..., p. 159.

de ilegalidade ou abuso de poder cometidos por autoridade pública ou agente de pessoa jurídica no exercício das atribuições do Poder Público[217]. Intenta a prolação de uma ordem determinando ao Poder Público que efetive o direito supostamente violado, seja mediante uma conduta ativa, seja abstencionista.

É possível dispor sobre a garantia preventiva ou repressiva da atividade potencialmente violadora dos direitos do cidadão admitindo, inclusive, a concessão por decisão liminar[218] o pedido pleiteado na exordial, uma vez presentes os requisitos autorizativos, de modo que o ato violador cesse seus efeitos agressivos ou que ele sequer se realize mediante a abstêncão de uma determinada conduta.

4. Direito à saúde: considerações preliminares. Conceito e fundamentalidade

Uma vez realizadas as considerações acima, cumpre tecer comentários relacionados ao objeto envolvido na legitimidade da atuação judicial na concretização dos direitos sociais, qual seja, o direito à saúde.

O direito à saúde e outra série de direitos conexos como, *v.g.*, ao meio ambiente ecologicamente equilibrado, foram reconhecidos nas constituições de vários Estados, tal qual nas distintas declarações de direitos e foram erigidos como a segunda geração dos direitos fundamentais. O principal documento responsável pela emersão dos direitos econômicos, sociais e culturais foi a Constituição Francesa de 1848, fruto da atuação dos trabalhadores e dos desempregados envolvidos por uma conotação social garantindo a proteção do cidadão, sua família, sua propriedade e trabalho colocando ao alcance o direito à instrução, bem como determinando ao Estado a assistência fraternal aos cidadãos necessitados, especialmente no que tange ao direito ao trabalho e inserção social[219].

A participação do Estado na promoção e tutela da saúde da população, mediante a ampliação dos sistemas públicos de saúde e pelo progres-

[217] Sarlet, Ingo Wolfgang; Marinoni, Luiz Guilherme e Mitidiero, Daniel. Curso de Direito Constitucional..., p. 772-773.

[218] Sarlet, Ingo Wolfgang; Marinoni, Luiz Guilherme e Mitidiero, Daniel. Curso de Direito Constitucional..., p. 778.

[219] Ferreira Filho, Manoel Gonçalves. Direitos Humanos..., p. 63-64.

sivo reconhecimento e positivação de um direito à saúde, fez parte das características políticas do *Welfare State*[220].

Os primeiros ordenamentos constitucionais que reconheceram o direito à saúde foram o México (1917), a constituição alemã de Weimar (1919) e a constituição espanhola (1931)[221]. O ideal pós-guerra de saúde contemplava em sua gênese e afirmação um contexto utilitarista, marcadamente crente nas possibilidades de um Estado Social que caminharia para uma sociedade da abundância e de bem-estar[222].

O conceito de saúde é complexo e de difícil demarcação, especialmente de forma consolidada ou limitada, uma vez que a cada dia mais controvérsias são debatidas. Contudo, o que podemos destacar, *a priori*, é a colocação desse direito em diversos diplomas internacionais[223], como a Declaração Universal dos Direitos Humanos[224], Pacto Internacional de Direitos Econômicos, Sociais e Culturais[225], Convenção Internacional sobre a Eliminação de todas as formas de Discriminação Racial[226], Pro-

[220] Trata-se do Estado em que o governante proporciona o bem-estar de seus cidadãos, por meio de leis sociais. Relação de contradição entre os os direitos de primeira geração (que consagram as liberdades dos cidadãos e a não-intervenção estatal) com os direitos de segunda geração (consagradores da concretização de políticas públicas pelo Estado e exigência de um Estado mais atuante em prol do cidadão).

[221] Añón, Carlos Lema. Salud, Justicia, Derechos. El derecho a la salud como derecho social. Instituto de Derechos Humanos Bartolomé de las Casas Universidad Carlos III de Madrid, Editora Dykinson, Madri, 2009, p. 26.

[222] Loureiro, João Carlos. Direito à (proteção da) saúde. Separata de Estudos em Homenagem ao Professor Doutor Marcelo Caetano. No centenário de seu nascimento. Edição da Faculdade de Direito da Universidade de Lisboa, Coimbra, Coimbra Editora, 2006, p. 662.

[223] Añón, Carlos Lema. Salud, Justicia, Derechos..., p. 27-28.

[224] A Declaração Universal dos Direitos Humanos foi proclamada pela Assembleia Geral das Nações Unidas em Paris, em 10 de Dezembro de 1948, por meio da Resolução 217 A (III) da Assembleia Geral. Foi assinada pelo Brasil na mesma data e traduzida em mais de 360 idiomas, além disso inspirou as constituições de muitos Estados e democracias recentes.

[225] Adotado pela Resolução nº. 2.200-A (XXI) da Assembleia Geral das Nações Unidas, em 19 de Dezembro de 1966, o Pacto Internacional dos Direitos Econômicos, Sociais e Culturais foi ratificado pelo Brasil em 24 de Janeiro de 1992, por meio do Decreto nº. 591, de 6 de Julho de 1992.

[226] A Convenção Internacional sobre a Eliminação de todas as formas de Discriminação Racial foi adotada pela Resolução nº. 2.106-A (XX) da Assembleia Geral das Nações

tocolo Adicional à Convenção Americana sobre Direitos Humanos em Matéria de Direitos Econômicos, Sociais e Culturais, de 1988[227], dentre tantos outros.

A Constituição da Organização Mundial da Saúde dispôs em seu preâmbulo o direito de todas as pessoas desfrutarem de forma elevada e de alto nível[228] a saúde, sem distinções de raça, religião, crenças políticas, condição social ou econômica[229]-[230].

O artigo XXV[231], da Declaração Universal dos Direitos Humanos prevê que a saúde tem como pontos basilares a observância de pelo menos três elementos que foram dispostos pela Declaração Universal dos Direitos Humanos, consistentes no (1) direito a um nível de vida adequado que assegure a saúde e o bem-estar; o (2) direito a assistência médica e serviços sociais necessários; e (3) o direito ao seguro saúde, em casos de doença que incapacite ou promova a perda dos meios de subsistência

Unidas, em 16 de Dezembro de 1965. O Brasil ratificou a referida Convenção em 27 de Março de 1968, sendo promulgada pelo Decreto nº. 65.810, de 8 de Dezembro de 1969.

227 O Decreto nº. 3.321, de 30 de Dezembro de 1999, promulgou no Brasil o Protocolo Adicional à Convenção Americana sobre Direitos Humanos em Matéria de Direitos Econômicos, Sociais e Culturais – "Protocolo de São Salvador", concluído em 17 de novembro de 1988, em São Salvador, El Salvador.

228 Cumpre esclarecer que o conceito de "alto nível de saúde" leva em conta tanto as condições biológicas e socioeconômicas essenciais da pessoa, considerando que o Estado não pode garantir a proteção contra todas as formas de mal saúde do ser humano. Añón, Carlos Lema. Salud, Justicia, Derechos..., p. 54.

229 Preâmbulo da Constituição da Organização Mundial da Saúde. Disponível em: http://apps.who.int/gb/bd/PDF/bd47/EN/constitution-en.pdf. Acesso em 01 de julho de 2013.

230 Segundo Carlos Lema Añon, essa perspectiva representou uma novidade com relação aos documentos antecessores à OMS, centrados na cooperação entre os Estados para promover a saúde pública, mas que em nenhum caso havia sido considerada a questão em termos de direito. Igualmente, foi uma novidade no âmbito dos documentos e declarações internacionais, pois, foi uma das primeiras vezes que a saúde foi efetivamente colocada como direito vinculando-se a valores de paz e segurança. Cf. Añon, Carlos Lema. Apogeo y crisis de la ciudadanía de la salud. Historia del derecho a la salud en el siglo XX. Instituto de Derechos Humanos Bartolomé de Las Casas Universidad Carlos III de Madrid, Editora Dykinson, 2012, p. 74.

231 O conteúdo do referido artigo está disponível em: http://www.onu.org.br/img/2014/09/DUDH.pdf. Acesso em 23 de setembro de 2014.

por meio do trabalho, em razão de circunstâncias alheias à vontade do indivíduo[232].

Em que pese as controvérsias que circundam o conceito do direito à saúde, a Organização Mundial da Saúde (OMS)[233] a definiu como um "estado de completo bem-estar físico, mental e social, e não apenas a ausência de doença ou enfermidade"[234] e desde então esse conceito não sofreu emendas pela OMS e vige até hoje.

Entretanto, é salutar dizer que é pouco provável alcançar tal condição plenamente, uma vez que o Estado não dispõe de meios suficientes para garanti-los. Assim, Gracia[235] defende que a OMS seria pouco realista e capaz de gerar várias frustações, à medida que nenhuma sociedade estaria apta a gerar pleno gozo de bem-estar físico, psíquico e social. Nesta esteira, Berlinguer[236] observou que a saúde não é nem um estado nem é perfeição, tratando-se de uma situação de equilíbrio que se faz durante o transcorrer do tempo.

[232] Añón, Carlos Lema. Salud, Justicia, Derechos..., p. 41. Cumpre esclarecer que o seguro saúde ao qual o autor se refere diz respeito ao benefício previdenciário concedido ao cidadão que por algum motivo sofre incapacitação permanente ou temporária para desempenhar suas atividades laborativas normais, ocasião em que faz jus ao benefício que lhe assegure a sobrevivência básica enquanto recupera sua saúde, restabelecendo-a e preservando-a contra outros males. Por essa razão, possui terminologias diversas, variáveis de um ordenamento jurídico para outro.

[233] Desde 1953 a troca na direção e nas prioridades da OMS conduziu o abandono da promoção do direito à saúde. Com efeito, a OMS adotou uma visão puramente medicalizada da saúde deixando de lado as condicionantes sociais para centrar-se na atenção médica individual como forma de alcançar "el más alto nivel posible de salud". Definitivamente, se a Constituição da OMS previa um papel fundamental para os direitos humanos na promoção do objetivo de alcançar o referido nível de saúde para todos, a OMS descumpriu este papel "a) por sua recusa a politização das políticas de saúde, b) por sua incapacidade para criar marcas jurídicas para os direitos à saúde e c) por concentrar-se na prática médica". Añon, Carlos Lema. Apogeo y crisis..., p. 76-78.

[234] Loureiro, João Carlos. Saúde no fim da vida: entre o amor, o saber e o direito. I – Circunstâncias e conceitos. Revista Portuguesa de Bioética, Nº 3, Dezembro, 2007, p. 276.

[235] Gracia, D., Fundamentos de Bioética, Madrid, Eudema, 1988, p. 277 apud Añón, Carlos Lema. Salud, Justicia, Derechos..., p. 47.

[236] Berlinguer, G., Bioética cotidiana, México, Siglo XXI, 2002, p. 175 apud Añón, Carlos Lema. Salud, Justicia, Derechos..., p. 48.

Diferentemente dos posicionamentos acima mencionados, a saúde também pode ser entendida como "a experiência de bem-estar e integridade do corpo e da mente, caracterizada por uma ausência aceitável de condições patológicas e, consequentemente, para a capacidade da pessoa perseguir suas metas vitais e estar em atividade no seu contexto social e laboral habitual"[237]. (tradução da autora)

Para João Carlos Loureiro[238], apoiando-se em Laín Entralgo, a construção de um conceito de saúde compreende também um "conjunto de critérios (morfológico, etiológico, funcional, utilitário, comportamental) que permitem recortar uma noção de saúde e, consequentemente, uma aproximação à doença"[239].

Etimologicamente, saúde pertence à família semântica de integridade, que deriva de uma perspectiva holística do homem. Seu significado pode ser coletado da confluência de três palavras do Latim, interligando individual e descritivo, moral e normatividade, coletividade e dimensões políticas: *salus* (saúde), *sanitas* (sanitário) e *salubrias* (higiene)[240]. (tradução da autora)

A saúde, como direito fundamental que é, clama proteção contra terceiros, contra os fenômenos naturais, riscos coletivos e, ainda, de algumas sugestões autoritárias contra as ações subjetivas individuais. A democracia, a eficiente distribuição e alocação de recursos para o setor de saúde culminam no reconhecimento da saúde como objeto de um direito fun-

[237] Añón, Carlos Lema. Salud, Justicia, Derechos..., p. 49.

[238] Loureiro, João Carlos. Saúde no fim da vida: entre o amor, o saber e o direito. I..., p. 277.

[239] João Carlos Loureiro recorda que 'doença' por Pedro Laín Entralgo (Antropologia médica, p. 159) como "um modo doloroso e anómalo da vida da pessoa, reactivo a uma alteração do corpo psico-organicamente determinada; alteração por obra da qual as funções e as acções do indivíduo afectado sujeitam-se a um sofrimento e reacção graças à qual o doente torna ao estado de saúde (doença curável), morre (doença mortal) ou ganha uma deficiência vital permanente (doença cicatrizada)". Vide Loureiro, João Carlos. Saúde no fim da vida: entre o amor, o saber e o direito. I..., p. 277.

[240] Vale, Luís A. M. Meneses do. Access to health care between rationing and responsiveness: problem(s) and meaning(s) in Boletim da Faculdade de Direito da Universidade de Coimbra, Vol. LXXXVIII, Tomo I, Coimbra, 2012, p. 129.

damental social que tem sido transformado progressivamente num real eixo de direito de proteção à saúde[241].

Por isso, é possível considerar o direito à proteção da saúde como o complexo normativo-jurídico de princípios e critérios fundamentais que tomam a saúde como conteúdo, regulando em particular a organização e o funcionamento das instituições aptas a fornecer os mecanismos de concretização e a defesa da saúde disciplinando genericamente as relações estabelecidas em torno deste direito[242].

Importante lembrar que cada um, pelo simples fato de ser uma pessoa e, especialmente, membro de uma comunidade, ou seja, o de cidadão de um Estado, detém o direito fundamental à proteção da saúde, tanto nas suas dimensões negativas e defensivas, como nas dimensões ativas e positivas. Além disso, a saúde pode ser considerada como um direito primário por excelência, que traz em seu bojo a noção de transcendentalidade, de forma que a mera proteção isolada sem a devida "cooperação inter-regional e internacional, não se torna suficiente para sua efetiva concretização"[243].

Há que se observar, outrossim, que a saúde é compreendida pela conjugação de certos elementos e, dentre eles, cita-se a disponibilidade, a acessibilidade, a aceitabilidade e a qualidade. A disponibilidade se refere à existência de um número suficiente de estabelecimentos, bens e serviços públicos de saúde e centros de atenção, bem como programas de saúde. Quanto à acessibilidade, cuida- se do acesso aos estabelecimentos, bens e serviços de saúde disponíveis a todos, sem quaisquer distinções.

Já a aceitabilidade supõe que os estabelecimentos, bens e serviços respeitem a ética médica e que sejam culturalmente adequados (condizente com a cultura das pessoas, das minorias, das comunidades etc.). E, por fim, a qualidade que se refere à adequação dos meios de exercício da saúde sob o ponto de vista médico, científico e de boa qualidade[244].

Nesta esteira, o direito à saúde assume quanto ao seu conteúdo, no mínimo, três dimensões correspondentes às ações e prestações, a cura-

241 Vale, Luís A. M. Meneses do. Access to health care..., p. 130-131.

242 Vale, Luís A. M. Meneses do. Access to health care..., p. 131.

243 Sarlet, Ingo Wolfgang e Molinaro, Carlos Alberto. Democracia ..., p. 30.

244 Añón, Carlos Lema. Salud, Justicia, Derechos..., p. 54-55.

tiva, a preventiva e a promocional. Referidas dimensões têm por escopo abranger as vertentes negativa e positiva ditas alhures, consubstanciando-se na noção de respeito e proteção, bem como na sua promoção relacionada com o direito a uma boa qualidade de vida[245].

4.1. Previsão constitucional. O caráter jurisdicional do direito à saúde

Realizadas as observações supra, cumpre ressaltar o momento marcante para o estabelecimento do direito à saúde, bem como sua valorização no ordenamento interno português.

O período compreendido a partir de 1974 foi determinante para a regulamentação do direito à saúde, oportunidade em que foi publicado o Decreto nº 203, de 15 de maio de 1974 impondo ao Governo Provisório a criação de um Serviço Nacional de Saúde – SNS, com vistas à proteção do direito à saúde.

Com a promulgação da Constituição da República Portuguesa, em 1976, e o avanço para a Constituição Política que consagrou a ideia do Serviço Nacional de Saúde (com fulcro, especialmente, nos princípios da universalização dos cuidados médicos e da socialização da produção de bens e serviços médicos, art. 64.2)[246], uma grave crise acometeu os aspectos mais avançados do projeto inicial do Estado-Social.

A pretexto desta crise financeira, o que se almejava era a dependência crescente, estrutural e ideológica, como o discurso do antiestatismo e a crítica do Estado-Empresário (que produz bens comerciáveis) acarretou a desvalorização da força de trabalho e dos direitos sociais, fato contrário ao que propunha o Sistema Nacional de Saúde.

Em meio a estes conflitos e desníveis, dois anos depois da promulgação da Constituição da República Portuguesa surgiu a iniciativa política de preparar a lei de bases do Sistema Nacional de Saúde, a Lei nº 56/79, cujo objetivo essencial "é o de atingir a situação de completo bem-estar físico,

[245] Sarlet, Ingo Wolfgang e Molinaro, Carlos Alberto. Democracia ..., p. 30.

[246] Santos, Boaventura de Sousa. O Estado, a sociedade e as políticas sociais: o caso das políticas de saúde. Revista Crítica de Ciências Sociais, Nº 23, Coimbra, Setembro de 1987, p. 13-74.

mental e social, para além da ausência de doença ou de enfermidade"[247], em consonância com o conceito de saúde disponibilizado pela Organização Mundial da Saúde. Na oportunidade, o ideal almejado era o de uma política de saúde comunitária envolvendo atendimentos tanto na esfera pública como particular, mediante a celebração de convênios entre o SNS e instituições não oficiais.

A partir disso, pode-se deduzir que referida tentativa restou infrutífera pautada, especialmente, nos argumentos trazidos à baila pela comunidade médica, consistentes na limitação do princípio da livre escolha do médico pelo doente, a transformação do pessoal da saúde e a designação dos médicos a meros funcionários do Estado, além de burocratizar o aparelho da saúde resultando na perda da eficiência e da qualidade dos serviços[248].

A Constituição da República Portuguesa sistematizou a saúde no artigo 64º. O texto constitucional prevê a proteção do direito à saúde, bem como os direitos de defendê-la e promovê-la a todos os cidadãos. Segundo a diretriz de João Carlos Loureiro, o cuidado matricial pelas pessoas alicerça-se no princípio fundante da dignidade humana que a CRP acolhe logo em seu art. 1º, nesses termos "há uma tutela dos bens fundamentais, pessoais e comunitários, sendo a fundamentalidade historicamente tecida. Os modos de tutela destes bens podem passar por diferentes posições jusfundamentais"[249].

Relativamente ao direito brasileiro, apesar das disposições superficiais quanto ao direito à saúde, foi a Constituição promulgada em 1988 que trouxe em seu bojo normativo o texto constitucional mais protetor e abrangente que a história do Brasil conhece. O direito à saúde fora proclamado como direito social disposto no artigo 6º (Capítulo II – Dos Direitos Sociais) e encontra-se espalhado por todo o corpo normativo, inclusivamente, na Seção II, do Capítulo II, do Título VIII – Da Ordem Social, artigos 194 *usque* 200.

247 Santos, Boaventura de Sousa. O Estado..., p. 13-74.

248 Santos, Boaventura de Sousa. O Estado..., p. 13-74.

249 Loureiro, João Carlos. Saúde no fim da vida: entre o amor, o saber e o direito. II – Cuidados.
Revista Portuguesa de Bioética, Nº 4, Abril/Maio, Coimbra, 2008, p. 44.

Foi a partir daí que a tutela pelo acesso à saúde e a fiscalização do cumprimento de políticas públicas obteve maior concretude permitindo ao Ministério Público requerer medidas satisfativas aptas a assegurar o acesso à saúde e ao Poder Judiciário proferir decisões determinando que o Estado (aqui em sentido lato) cumpra as medidas assecuratórias à saúde do cidadão e, consequentemente, a tutela efetiva do direito à vida, direitos esses fundamentais (negativos e positivos) elevados à condição de cláusula pétrea[250].

Diante de tudo isso é inquestionável que o evento da constitucionalização dos direitos fundamentais além de dotá-los de alta carga de normatividade concedeu maior âmbito de tutela perante os Órgãos Jurisdicionais, já que ao passo que uma "questão – seja um direito individual, uma prestação estatal ou um fim público – é disciplinada em uma norma constitucional, ela se transforma, potencialmente, em uma pretensão jurídica que pode ser formulada sob a forma de ação judicial"[251].

Nesses termos, o direito à saúde, bem como outra série de direitos inseridos no rol de direitos econômicos, sociais e culturais, contém dimensão objetiva e subjetiva[252], assim, reputados especialmente na dimensão objetiva, em razão de sua maior exigibilidade judicial, a pres-

[250] Sarlet, Ingo Wolfgang e Figueiredo, Mariana Filchtiner. Reserva do possível, mínimo existencial e direito à saúde: algumas aproximações. Revista de Doutrina da 4ª Região, nº. 24, Porto Alegre, jul./2008. Disponível em: http://www.revistadoutrina.trf4.jus.br/artigos/edicao024/ingo_mariana.html. Acesso em: 24 de setembro de 2014.

[251] Barroso, Luiz Roberto. Judicialização, Ativismo Judicial e Legitimidade Democrática. Disponível em: http://www.oab.org.br/editora/revista/users/revista/1235066670174218181901.pdf. Acesso em 28 de março de 2013.

[252] Canotilho, J. J. Gomes. Direito Constitucional e Teoria ..., p. 476. Basicamente, Gomes Canotilho estipula a diferença entre as dimensões subjetiva e objetiva dos direitos econômicos, sociais e culturais salientando que no primeiro caso, "consideram-se os direitos em análise como autênticos direitos subjectivos inerentes ao espaço existencial do cidadão, independentemente da sua justicialidade e exequibilidade imediatas". Já na sua dimensão objectiva, "as normas constitucionais consagradoras de direitos económicos, sociais e culturais, modelam a dimensão objectiva de duas formas: (1) imposições legiferantes, apontando para a obrigatoriedade de o legislador actuar positivamente, criando as condições materiais e institucionais para o exercício desses direitos [...]; (2) fornecimento de prestações aos cidadãos, densificadoras da dimensão subjectiva essencial destes direitos e executoras do cumprimento das imposições constitucionais".

tação dos referidos direitos é o objeto da pretensão dos particulares e do dever concretamente imposto ao legislador por meio das determinações constitucionais[253].

Neste contexto, vale dizer que "um direito fundamental não tolera esta inversão de planos: os direitos à educação, saúde e assistência não deixam de ser direitos subjectivos pelo facto de não serem criadas as condições materiais e institucionais necessárias à fruição desses direitos"[254]. O que se vislumbra das referidas afirmações é a previsão constitucional de obrigatoriedade prestacional vinculada ao Poder Público, de forma a corroborar a existência de um dever-fazer (prestar) os direitos sociais pela esfera pública, respeitados os limites orçamentários[255] querendo-se dizer que, tanto o legislador, quanto a Administração, são destinatários inegavelmente vinculados à subjetividade dos direitos sociais[256].

De modo similar, ressalta-se a exigência atribuída ao Poder Legislativo, uma vez que a ele compete regulamentar a norma programática inserida no bojo constitucional. Consequentemente, sua deficiência normativa ou até mesmo a omissão das formas de concretização dos direitos sociais e demais direitos previstos na Constituição poderá ser objeto de

[253] SARLET, Ingo Wolfgang. A eficácia..., p. 216-218. Os direitos sociais, em que pese a vertente coletiva que sustenta, que concede maior exigibilidade perante o órgão público incumbido de concretizar certa política pública, são direitos aos quais não se pode negar o caráter subjetivo e individual, uma vez que o direito inerente à pessoa humana, constitucionalmente assegurado, não pode ser mitigado e restringido no caso de eventual aferição judicial do caso em concreto. Neste sentido, o que podemos depreender é a faculdade do usuário detentor do direito social em propor demanda que vise assegurar o cumprimento do mandamento constitucional, garantindo, com isso, o acesso ao direito e às vias diretas de tutela.

[254] CANOTILHO, J. J. Gomes. Constituição Dirigente e Vinculação do Legislador. Contributo para a compreensão das normas constitucionais programáticas. 2ª edição, Coimbra Editora, Coimbra, 2001, p. 368.

[255] Consoante preleção de Gomes Canotilho, "a dependência da realização dos direitos a prestações da interpositio do legislador e da reserva do possível, politicamente apreciada, não implica a redução destes direitos a direitos sob reserva de medida legal. O legislador inactivo, violador de direitos a prestações, suporta uma censura jurídico-constitucional equivalente à antiga interferência ilícita no âmbito da liberdade e propriedade dos cidadãos". Cf. CANOTILHO, J. J. Gomes. Constituição Dirigente..., p. 483.

[256] MEDEIROS, Fabrício Juliano Mendes. O Ativismo Judicial..., p. 65.

demandas que visem essa atitude ativa do Legislativo, bem como a aplicação direta[257] dos direitos subjetivos dos cidadãos, mas que em virtude da ausência de norma regulamentadora são menos justiciáveis[258].

A consagração da dimensão subjetiva dos direitos fundamentais e sociais está fulcrada na sistematização constitucional, razão pela qual se sobrepõem ao que determina a lei ordinária podendo ser objeto de tutela judicial individual para concretização direta quando necessário. Ao retratar a possibilidade de aferição judicial de concretização de um direito subjetivo individual indaga-se a fundamentação para se permitir que um cidadão ingresse com a demanda perquirida e obtenha a satisfação prestacional e, por outro lado, aquele cidadão carecedor do mesmo direito não o obtenha por não acionar judicialmente sua concretização.

Bem, quanto a isso, pode-se trazer à colação a ideia exprimida com relação ao princípio da igualdade e suas formas de concretização. Assim, vale dizer que a igualdade como justiça de oportunidades não é a mesma coisa que "igualdade de oportunidades"[259]. Uma vez que a segunda pressupõe que se eliminem as desigualdades fáticas para se alcançar a igualdade jurídica, por outro lado, a igualdade como justiça de oportunidades é executada ou completada pela igual aplicação da lei e revela-se mais apropriada para conservar juridicamente as desigualdades fáticas do que para alterá-las. Poder-se-á falar, então, que a atenuante da desigualdade jurídico-constitucional reside na eliminação das desigualdades fáticas[260].

Em suma, o

> direito a prestações e a efectivação da igualdade de oportunidades não atentam, segundo alguns, num problema crucial da democracia: o reconhecimento destas prestações implica uma tendência para 'expectativas escalan-

[257] "Se os direitos sociais também são direitos fundamentais – é assim que o texto constitucional os classifica, ao inseri-los no Título II –, também podem ser objeto de aplicação direta e imediata". Souza Neto, Cláudio Pereira de. A justiciabilidade..., p. 518.

[258] Sarlet, Ingo Wolfgang. A eficácia..., p. 218.

[259] Canotilho, J. J. Gomes. Constituição Dirigente..., p. 382.

[260] Canotilho, J. J. Gomes. Constituição Dirigente..., p. 484.

tes' e reivindicações progressivas, inevitavelmente conducentes à 'sobrecarga do governo' e à 'ingovernabilidade'[261].

Interessante observar a forma com a qual Manuel Afonso Vaz visualiza os direitos prestacionais retratando que a enunciação do direito é acompanhada por preceitos-incumbências ao Estado para a realização atualizada do direito. Assim, além da postura negativa inicialmente imposta ao Estado, há a conversão para um objetivo a ser atingido por meio de medidas de prestação jurídica ou material, que o legislador constituinte apontou ao Estado[262].

Essa vertente, entretanto, consagra a objetivação do direito prestacional – aqui inserido o direito à saúde – saindo de uma dimensão social individual/subjetiva "*preceptivo-constitucionalmente*"[263] assegurada objetivando-se numa estrutura de prestação. Os direitos sociais[264]-[265] como complexos direitos e deveres humanos fundamentais, dentre outras metas, necessitam clarear seu atual conteúdo para monitorar sua realização, para isso, deve-se projetar, implementar e reforçar os direitos sociais como afirmações para a justa institucionalização das condições adequadas e meios de acesso para as diferentes esferas sociais.

Poder-se-á dizer que o reconhecimento e a redistribuição tornam-se dois lados de uma mesma moeda[266], modalidades objetiva e subjetiva da lei revelada por sua interconectividade chamada de política da participação e a deliberação pública como mediador co-constituinte.

261 Canotilho, J. J. Gomes. Constituição Dirigente..., p. 392.

262 VAZ, Manuel Afonso. Lei e Reserva da Lei. A causa da Lei na Constituição Portuguesa de 1976. 2ª edição, Coimbra Editora, Coimbra, 2013, p. 375.

263 VAZ, Manuel Afonso. Lei e Reserva..., p. 375.

264 Vale, Luís A. M. Meneses do. Access to health care..., p. 117-118.

265 Complementarmente, Albrecht Weber suscita a ambiguidade da expressão "direitos sociais" delimitando seu enquadramento em três possíveis vertentes: como direitos subjetivos; mandados constitucionais endereçados ao legislador ou princípios diretores. Para melhor compreensão do assunto sugerimos a leitura de Albrecht Weber, L'Etat social et les droits sociaux en RFA, in Revue de Droit Constitutionnel nº. 24/677, (680) 1995.

266 Vale, Luís A. M. Meneses do. Access to health care..., p. 118.

A atribuição de subjetividade[267] aos direitos sociais é bastante questionada, uma vez que, normalmente, por se tratar de mandamentos constitucionais, são normas programáticas justiciáveis segundo seu conteúdo e aplicação, exigindo-se do Poder Público o cumprimento de atos normativos ou que não sejam compatíveis com aqueles direitos, prestando relevante auxílio na interpretação das normas infraconstitucionais, bem como para o controle de constitucionalidade e a obstrução do retrocesso social.

Para além disso, Ingo Sarlet[268] averba que a faceta objetiva dos direitos fundamentais significa que às normas que preveem direitos subjetivos é outorgada função autônoma que transcende esta perspectiva subjetiva e que, além disso, acarreta o reconhecimento dos conteúdos normativos e de funções distintas aos direitos fundamentais.

Assim sendo, considerando-se o caráter de direito subjetivo individual inerente aos direitos fundamentais e sociais, em verdade, nota-se uma troca de perspectiva naquilo que é concedido ao indivíduo em sede de direitos fundamentais, em termos de autonomia decisória e de ação que, de maneira recíproca, objetivamente são retirados do Estado, denominando-se função objetiva reflexa[269].

De acordo com a afirmação de Luís Meneses do Vale, *Goods are obviously scarce so we have to share them*[270], ocasião em que podemos extrair a ideia de que, a despeito da escassez[271] dos recursos orçamentários, os direitos sociais são devidos à população e, diante disso, devem ser distribuídos por meio da igualdade de acesso.

[267] Para melhor compreensão do caráter subjetivo dos direitos sociais, cf. ANDRADE, José Carlos Vieira de.
Os Direitos Fundamentais..., p. 360-363.

[268] SARLET, Ingo Wolfgang. A eficácia..., p. 144.

[269] SARLET, Ingo Wolfgang. A eficácia..., p. 145.

[270] VALE, Luís A. M. Meneses do. Access to health care..., p. 120.

[271] Para maiores desenvolvimentos acerca do tema "escassez", confronte-se HOLMES, Stephen; SUNSTEIN, Cass R. The cost of rights. Why liberty depends on taxes. W. W. Norton & Company, New York-London, 1999, e GALDINO, Flávio. Introdução à Teoria dos Custos dos Direitos. Direitos Não Nascem em Árvores. Editora Lumen Juris, Rio de Janeiro, 2005.

Esta distribuição deve, portanto, apresentar sérios créditos de racionalidade. O racionamento[272] deve ser visto como uma política pública desenvolvida durante vários níveis, constituindo diversas modalidades através de múltiplas arenas da vida social e consistindo na correta determinação de justa dosagem de benefícios para alocação e distribuição com moderação, de acordo com princípios e critérios de justiça social, submetendo a democracia a discussões precisas e incorporando os aconselhamentos técnicos necessários[273].

Nesta esteira, infere-se que a responsividade (*responsiveness*) é uma norma primordial referida a políticas e serviços públicos, integrada em mais de um movimento geral para o aperfeiçoamento e crescimento das políticas públicas e das ações de responsabilidades, assim reinventando não apenas éticas do público, mas também, a forma tradicional de legitimação política, baseada nos modelos de democracia representativa[274].

[272] Vale esclarecer que o sentido atribuído à palavra "racionamento" neste contexto diz respeito à limitação orçamentária decorrente da concretização dos direitos sociais, especialmente no que tange ao direito à saúde que demanda altíssimos recursos em virtude da demanda voluptuosa que a população necessita e que, em tese, deveria ser assistida integralmente. Neste contexto, salutar a lembrança efetuada por João Carlos Loureiro, ao estatuir sobre escassez e racionamento, de forma que o impulso dado aos direitos sociais, sobretudo nos últimos trinta anos, acarretou o défice de Estado Social, uma vez que "todos os direitos, quer sejam direitos, liberdades e garantias, quer direitos económicos, sociais e culturais, têm custos. De qualquer modo – nalguns setores – por exemplo, na saúde – o aumento significativo das despesas, num contexto de crise financeira do Estado, obriga a pensar seriamente não apenas a racionalização, mas o racionamento". LOUREIRO, João Carlos. Adeus ao Estado Social?..., p. 55-56.

[273] VALE, Luís A. M. Meneses do. Access to health care..., p. 122.

[274] VALE, Luís A. M. Meneses do. Access to health care..., p. 126.

CAPÍTULO 2
FUNÇÕES TÍPICAS E LEGITIMIDADE DE ATUAÇÃO NA PROMOÇÃO DO DIREITO À SAÚDE

1. Interesse público primário e secundário: o dever de promoção

Para iniciar este capítulo traz-se à baila a definição de interesse público como meio de demonstrar o fundamento que, indubitavelmente, norteia o desempenho da administração pública na realidade contemporânea. Cuida-se da ligação direta estabelecida entre a proteção do direito à saúde a uma conduta ativa do Estado, seja por meio da edição de leis pelo Legislativo, seja pela execução das políticas públicas normativamente previstas pelo Poder Executivo, a quem incumbe precipuamente a realização da saúde pública.

Ao levar-se em conta a soberania que fora atribuída ao povo e o reconhecimento de que ele é detentor do único e verdadeiro poder do Estado, foram estabelecidas regras gerais materializadas por meio da lei traduzindo sua vontade geral patrocinada pelo Poder Executivo mediante o desempenho de uma verdadeira função executiva. É possível dizer que o "'governo das leis e não dos homens', assente na feitura de normas sem destinação individualizada, foi pois concebido como o meio por excelência de afastar o arbítrio e salvaguardar a liberdade ínsita na condição humana originária"[275].

Atualmente, uma das mais relevantes características do exercício do poder público reside na persecução e concretização do interesse público, este traduzido na obrigação de satisfazer as necessidades e interesses coletivos. Para que isso seja possível há que ser observado o bem comum. Contudo, destaca-se a existência de mais de uma esfera de interesse,

[275] Correia, José Manuel Sérvulo. Legalidade e ..., p. 23 e 25.

quais sejam, o interesse particular, o interesse público primário e o interesse público secundário.

A consideração da vontade individual costumeiramente não se encaixa na função a ser desempenhada pela Administração e, por essa razão, não se faz necessário elucidar seu conceito. Entretanto, há ocasiões em que é necessário ressaltar suas diferenças essenciais, bem como o ponto de confluência entre a vontade do particular e a vontade geral, ainda que esteja evidente que o interesse público não se trata da soma de vontades individuais, muito menos a prevalência de uma maioria, mas sim a verdadeira tutela da vontade da comunidade como um todo.

O conceito de interesse público, portanto, está diretamente ligado ao interesse geral[276] de uma determinada comunidade correspondente ao bem comum coletivo[277], ou seja, aquilo que é imprescindível para que os homens vivam bem[278]. Outrossim, pode ser entendido como "o interesse resultante do conjunto de interesses que os indivíduos pessoalmente têm quando considerados **em sua qualidade de membros da Sociedade e pelo simples fato de o serem**"[279] (sic).

Destarte, o interesse referente a uma necessidade coletiva, por ser mais amplo e primeiro, pode ser denominado como interesse público primário[280]. Nesta esteira, o legislador livremente coloca os fins ou grupos de

[276] Meirelles, Hely Lopes et al. Direito Administrativo Brasileiro. 36ª edição, Editora Malheiros, São Paulo, 2010, p. 105.

[277] No caso em tela, o sentido de 'colectivo' pode ser exprimido como a totalidade de pessoas que a Administração atende, falando não por ela mesma, mas por seus administrados na busca pela afirmação dos interesses públicos gerais. Soares, Rogério Guilherme Ehrhardt. Princípio da legalidade..., p. 177.

[278] Silva, Frederico Rodrigues da. Abordagem crítica acerca do interesse público: uma visão Brasil- Portugal. Direito Público Sem Fronteiras, Instituto de Ciências Jurídico-Políticas, Coordenadores: Vasco Pereira da Silva e Ingo Wolfgang Sarlet, Faculdade de Direito da Universidade de Lisboa e Faculdade de Direito da Pontifícia Universidade Católica do Rio Grande do Sul, Junho de 2011, p. 427.

[279] Mello, Celso Antônio Bandeira de. Curso de Direito Administrativo. 26ª edição, Editora Malheiros, São Paulo, 2008, p. 61.

[280] Soares, Rogério Guilherme Ehrhardt. Interesse Público, Legalidade e Mérito. Dissertação de Doutoramento em Ciências Político-Económicas na Faculdade de Direito da Universidade de Coimbra, Coimbra, 1995, p. 102.

fins individuais ou coletivos para através do interesse primário podê-los ajuizar e, desta forma, torná-los aptos a serem reconhecidos pelo direito.

Assim sendo, o interesse público primário cuida daquelas "hipóteses em que se esteja em presença dum interesse indivisível duma pluralidade de pessoas em relação a bens susceptíveis de satisfazerem, não necessidades individuais, mas sim a necessidade comum de todas essas pessoas"[281], inserindo-se num contexto geral e indiferenciado.

Por conseguinte, conclui-se que o "interesse público primário é a razão de ser do Estado e sintetiza-se nos fins que cabe a ele promover: justiça, segurança e bem-estar social. Estes sãos os interesses de toda a sociedade"[282].

De outra sorte, o interesse público secundário pode ser denominado como um interesse típico, abstratamente individualizado pelo legislador como meio de integrar o interesse público primário abrangendo um setor precisamente delimitado dentro deste. Isso quer dizer que o interesse público secundário está relacionado ao interesse que a própria pessoa jurídica da Administração Pública detém no desempenho da função administrativa, na celebração de relações jurídicas, a quem se imputa direitos e deveres diversos dos anseios do povo prestigiando o interesse do erário[283]-[284].

Importante ressaltar, ainda, que o interesse secundário está diretamente vinculado a uma vontade da Administração enquanto pessoa jurídica somente podendo ser buscado quando for coincidente com os interesses primários, ou seja, que esteja em acordo com o interesse público propriamente dito[285].

[281] Soares, Rogério Guilherme Ehrhardt. Interesse Público..., p. 106.
[282] Barroso, Luís Roberto. Prefácio: o estado contemporâneo, os direitos fundamentais e a redefinição da supremacia do interesse público in Interesses Públicos versus Interesses Privados: Desconstruindo o Princípio de Supremacia do Interesse Público, Editora Lúmen Juris, Rio de Janeiro, 2005,
p. XIII apud Silva, Frederico Rodrigues da. Abordagem crítica..., p. 427.
[283] SILVA, Frederico Rodrigues da. Abordagem crítica..., p. 427.
[284] Neste sentido, conferir Mello, Celso Antônio Bandeira de. Curso de Direito..., p. 65-66.
[285] Mello, Celso Antônio Bandeira de. Curso de Direito..., p. 66.

De toda forma, o interesse público é uma vinculação direta da Administração aos moldes traçados pela lei, de forma a impor-lhe limites voltados para a realização do bem primordial a ser tutelado, qual seja, o bem público, concretizando, assim, os fins públicos que foram institucionalmente determinados em respeito ao ditame de que a Administração poderá fazer tudo que caiba dentro do interesse público que lhe foi confiado[286]. De outra sorte, o interesse público secundário é típico, abstratamente individualizado pelo legislador como elemento integrante do interesse primário.

Nesta esteira, é intuitivo o pensamento de que o interesse público constitui elemento decisivo para a vinculação da Administração, autorizando a dizer que ela deve se ater ao fim traduzido pela norma jurídica concedendo-lhe subsídios reais para a sua execução e delimitando seu sentido e medida.

Ao considerar um contexto genérico, extrai-se a essência da vinculação dos agentes administrativos a buscar meios para a realização do que prevê a lei. Com isso, pode-se dizer que a Administração está diretamente adstrita ao que determina a lei, bem como sua vinculação negativa figurada pela descrição de condutas que não poderão ser realizadas por ela em virtude do respeito à supremacia do interesse público sobre o particular, princípio fundamental que deve ser efetivado pelo administrador. De outra sorte, o interesse particular somente será satisfeito se o particular assim o desejar.

Acrescenta-se, outrossim, que a preponderância do interesse primário sobre o secundário é a regra geral a ser almejada e, por essa razão, os interesses secundários só poderão ser buscados pelo Estado quando houver coincidência[287] com os interesses primários, ou seja, com os interesses públicos propriamente ditos[288].

O interesse público se refere ao fator deste estar diretamente ligado à prestação e garantia do bem comum, que no presente contexto pode ser relacionado com a efetivação da proteção ao direito à saúde coletiva. Deste modo, é intuitivo o pensamento de que a saúde, como bem público

286 SOARES, Rogério Guilherme Ehrhardt. Interesse Público..., p. 111-112.
287 MELLO, Celso Antônio Bandeira de. Curso de Direito..., p. 73.
288 MEIRELLES, Hely Lopes et al. Direito Administrativo..., p. 87-88.

que é, deve ser priorizada pelo agente estatal, tanto por meio da edição das leis como pela concretização das políticas públicas.

De acordo com a realidade vivenciada após a edição da Constituição da República Portuguesa, de 1976, e a Constituição da República Federativa do Brasil, de 1988, supõe-se que a saúde foi elevada à condição de direito fundamental social e, por isso, merece ser tutelada e oferecida a toda população mediante a promoção igualitária de acesso e a prestação de acordo com cada caso concreto.

No entanto, é pouco provável que o Estado consiga acudir todas as demandas sociais sem qualquer ônus ao usuário, vez que a prestação integral requer altos investimentos orçamentários provenientes dos cofres públicos e, para que isso ocorra, alguém deve assumir o pagamento desta conta[289]. Outro fator incidente diz respeito às crescentes demandas judiciais que determinam o cumprimento de decisões concessivas de tratamentos de altíssimo custo, por vezes realizados até fora do país de origem, que devem ser custeados pelo Estado por se tratar da obrigação primeira de prestar a saúde.

Não se trata do fato de dizer que o usuário não faz *jus* ao tratamento de alto custo a ser gratuita e integralmente oferecido pelo Estado, mas sim de se ponderar as circunstâncias que circundam o caso concreto de modo a encontrar o equilíbrio entre a prestação da saúde ao cidadão e o zelo pelo patrimônio público em prol de toda coletividade. É o que vem sendo alegado como a cláusula da reserva do possível[290], preceito este que vem sendo vergastado pelos tribunais com base na preponderância da saúde sobre a mera alegação de limitação dos recursos financeiros e a

[289] Com relação à teoria dos custos dos direitos, conferir: HOLMES, Stephen; SUNSTEIN, Cass R. The cost of rights. Why liberty depends on taxes. W. W. Norton & Company, New York-London, 1999, e GALDINO, Flávio. Introdução à Teoria... dos Custos dos Direitos. Direitos Não Nascem em Árvores. Editora Lumen Juris, Rio de Janeiro, 2005.

[290] A cláusula da reserva do possível foi debatida pelo Supremo Tribunal Federal quando do julgamento da ADPF nº 45 MC/DF, conforme consta no Informativo nº 345, sobre a ADPF nº 45 MC/DF, que versa sobre políticas públicas, intervenção judicial e reserva do possível, analisada pelo Supremo Tribunal Federal Brasileiro, Brasília, publicação entre os dias 26 e 30 de abril de 2004. Conferir, igualmente, SARLET, Ingo Wolfgang e MOLINARO, Carlos Alberto. Democracia ..., p. 37-41.

preservação do erário público, em virtude da sua essencialidade[291] e zelo pela vida do cidadão[292].

Deve-se ter em mente que o Estado possui outras prioridades que também merecem atenção para que garantam seu regular funcionamento, a busca pelo equilíbrio e a manutenção do bem-estar social. Ora, não podemos olvidar o fato de que existem outros serviços públicos, como segurança pública e educação, que também exigem preferência e demandam altíssimos recursos financeiros que acabam saindo apenas dos cofres públicos[293]. Nesta esteira, a cláusula da reserva do possível não poderá ser invocada se se tratar de ação que visa o cumprimento de uma política pública já existente, mas que por algum motivo não fora efetivada[294], neste caso,

[291] Cumpre ressalvar que a essencialidade por si só não legitima a gratuidade integral das prestações dos direitos, uma vez que todos os direitos geram custos para o Estado. Neste sentido, "advirta-se que a essencialidade de um bem ou serviço não exclui os seus custos, pelo contrário, dependendo da situação, a essencialidade pode aumentar o respectivo valor e, assim também, os respectivos custos". GALDINO, Flávio. Introdução à Teoria..., p. 326-327.

[292] "Derechos individuales pueden tener más peso que las razones de política financiera". ALEXY, Robert. Teoria de los derechos..., p. 495.

[293] "Deveras, ao dizer-se que o orçamento público não pode suportar determinada despesa, in casu, destinada à efetivação de direitos fundamentais, e tendo como parâmetro a noção de custos como óbices, quer-se necessariamente designar um orçamento determinado. Isso porque os recursos públicos são captados em caráter permanente – a captação não cessa nunca, de forma que, a rigor, nunca são completamente exauridos. Assim sendo, nada obstaria a que um outro orçamento posterior assumisse a despesa em questão. Sem embargo dessa possibilidade muitos autores argumentam que esse meio – a exaustão da capacidade orçamentária – constitui um meio de frustrar a proteção dos direitos fundamentais. O que usualmente frustra a efetivação de tal ou qual direito reconhecido como fundamental não é a exaustão de um determinado orçamento, mas sim a opção política (justa ou injusta, sindicável judicialmente ou não) de não se gastar dinheiro com aquele mesmo 'direito'". GALDINO, Flávio. Introdução à Teoria..., p. 234-235.

[294] "A cláusula da 'reserva do possível' – ressalvada a ocorrência de justo motivo objetivamente aferível – não pode ser invocada, pelo Estado, com a finalidade de exonerar-se do cumprimento de suas obrigações constitucionais". Informativo nº 345, sobre a ADPF nº 45 MC/DF, que versa sobre políticas públicas, intervenção judicial e reserva do possível, analisada pelo Supremo Tribunal Federal Brasileiro, Brasília, publicação entre os dias 26 e 30 de abril de 2004.

a concessão da medida satisfativa individual refere-se ao "mero cumprimento forçado de um direito garantido"[295].

Mesmo que exista outras fontes de arrecadação, o patrimônio público é bastante vultuoso e vem sendo dilapidado pela recorrente prática de atos de corrupção, a despeito disso, os administradores públicos necessitam estruturar essas fontes de modo a acudir a demanda social e, ao mesmo tempo, gerenciar o patrimônio público[296].

Por essas razões, é interessante a dedução de que o direito à saúde está diretamente associado ao interesse público primário, devendo ser observado com acuidade e prioridade, especialmente se levar em consideração que a Administração Pública não pode dispor do interesse público[297]-[298], devendo curar por ele segundo as determinações legais previstas.

Eventual prática pela postura estatal incompatível com estes preceitos pode acarretar o cometimento de desvio de finalidade[299]. Com base nisso, poderiam violar substancialmente a legalidade e, consequentemente, aquilo que é estipulado como interesse público[300], isto porque à Administração não cabe a renúncia dos poderes que lhe foram conferidos para tutela mediante a lei, vez que ela não é titular do interesse público, que pertence ao Estado que, por sua vez, representa o todo, o povo, a coletividade e, por essa razão, não pode despojar da finalidade precípua a ser resguardada[301].

Em continuidade, a elucidação teorética acerca das atribuições concernentes a cada uma das esferas de Poder demonstra que para que se possa conferir responsabilidade e, consequentemente, cobrar a retomada de legitimidade para a concretização precípua do direito à saúde, necessário se faz esclarecer as funções típicas dos Poderes Legislativo,

[295] De Paula, Daniel Giotti. Direito à saúde e finanças públicas: uma questão "trágica". In Direitos Sociais: Fundamentos, Judicialização e Direitos Sociais em Espécie. 2ª tiragem, Editora Lumen Juris, Rio de Janeiro, 2010, p. 199.

[296] Silva, Frederico Rodrigues da. Abordagem crítica..., p. 434.

[297] Mello, Celso Antônio Bandeira de. Curso de Direito..., p. 73-75.

[298] Di Pietro, Maria Sylvia Zanella. Direito Administrativo, 24ª edição, Editora Atlas, São Paulo, 2011, p. 67.

[299] Di Pietro, Maria Sylvia Zanella. Direito Administrativo..., p. 67.

[300] Mello, Celso Antônio Bandeira de. Curso de Direito..., p. 63.

[301] Di Pietro, Maria Sylvia Zanella. Direito Administrativo..., p. 67.

Executivo e Judicial, como consta, exemplificativamente, na ordem portuguesa a função inerente à Assembleia da República consistente na atividade legiferante.

De outro lado, ao Governo impõe-se a aptidão para executar e administrar e, no que concerne aos Tribunais, a incumbência do exercício racional da função jurisdicional para que possam exercer atipicamente as funções propriamente dos demais imiscuindo-se moderadamente nas atribuições uns dos outros.

2. Conceito de competência e função

Para melhor compreensão das atividades desempenhadas pelos três Poderes é preciso esclarecer brevemente os conceitos de função e competência, uma vez que eles se diferem essencialmente e cuidam de matérias diversas, apesar de correlatas.

Neste sentido, a competência compreende a junção do poder de ação e de atuação atribuído aos órgãos e agentes constitucionais para que deem continuidade às tarefas que foram constitucional ou legalmente encarregados delimitando o quadro jurídico de atuação de uma unidade organizatória relativamente à outra. De outra sorte, o conceito de função pode assumir várias formas, no entanto, serão abordadas apenas duas vertentes, a de função enquanto atividade ou como poder do Estado[302].

Assim, transmudando para o âmbito do princípio da separação dos poderes e da tríade política, a possível identificação das competências legislativa, executiva e judicial correlacionadas à prossecução das tarefas de legislar, executar/administrar e julgar diz respeito à repartição de matérias que lhe são próprias[303]. Essencialmente, as competências poderão ser atribuídas pela Constituição ou pela lei a determinado órgão componente do Poder para que realize as incumbências ali estabelecidas. De igual modo, poder-se-á destacar as competências implícitas e as explícitas.

Neste ínterim, genericamente, enuncia-se a existência de competências exclusivas (inerentes a cada órgão especificamente, não podendo ser delegadas); competências concorrentes (condizentes a ambos os Pode-

[302] Canotilho, J. J. Gomes. Direito Constitucional e Teoria ..., p. 543-544.

[303] Mendes, Gilmar Ferreira; et al. Curso de Direito Constitucional..., p. 849.

res, concomitantemente) e, especificamente ao que dispõe a Constituição da República Portuguesa, as competências- quadro (relativas à definição de bases ou princípios a um dado órgão e quanto à sua densificação a um outro órgão)[304].

Sucintamente, uma vez que o intento deste texto não é discorrer amplamente sobre as modalidades de competências, mas sim, de situar o leitor no âmbito relacionado à disparidade existente entre elas e as funções que são desempenhadas pelos poderes, as competências implícitas e explícitas essencialmente divergem entre si com base na regra de que a segunda vem expressamente enunciada nas normas constitucionais, enquanto a primeira cuida dos casos em que não houver sequer norma implícita no texto constitucional ou no caso de haver situações em que a regra ali imposta derivará implicitamente das normas constitucionais escritas[305].

De igual modo, é salutar mencionar seus princípios norteadores consistentes na indisponibilidade de competências, diretamente associada ao princípio da tipicidade de competências. Com fulcro nestes princípios, não poderá, em regra, o órgão constitucional declinar seu encargo constitucionalmente estabelecido nem transferir as competências fixadas aos órgãos diversamente opostos a atribuição originária.

Isso se deve ao fato de a ordem constitucional consagrar competências próprias de cada órgão ou Poder, isto para que um não invada a seara de atuação do outro prosseguindo para a melhor execução e guarda das atividades essenciais do conjunto pertencente ao Estado. Quer dizer que, via de regra, serão tipicamente estabelecidas regras correspondentes ao Poder Legislativo, Executivo e Judicial cada um referente à sua própria função sendo indisponíveis e típicas.

Relativamente às funções, estas são atividades inerentes aos Poderes e não a consideração do poder que o Estado detém, uma vez que este é uno e não há a divisão do poder em si, mas uma delimitação das funções e das atividades particularmente inerentes a cada órgão do Estado[306]. Neste

[304] Canotilho, J. J. Gomes. Direito Constitucional e Teoria ..., p. 546-547.

[305] Canotilho, J. J. Gomes. Direito Constitucional e Teoria ..., p. 547-549.

[306] Bulos, Uadi Lammêgo. Direito Constitucional..., p. 412.

sentido, vislumbra-se que há funções típicas e atípicas exercidas por cada um deles.

Ao Poder Legislativo são atribuídas as funções precípuas de fazer as leis e fiscalizar o Poder Executivo, em conformidade com o que dispõe os artigos 61 e 70 da Constituição Brasileira, e dos artigos 164, 165 e 167, da Constituição da República Portuguesa. Atipicamente, o Legislativo desempenha as funções de administrar e julgar, exemplificativamente, nos moldes dos artigos 51, inciso IV e 52, inciso XIII, ambos da Constituição Federal Brasileira.

Ao Poder Executivo toca a função típica de administrar o aparelho estatal, bem como de executar as medidas previstas em lei para o seu bom funcionamento, a edição de diplomas normativos organizacionais e funcionais concernentes às matérias que lhe foram reservadas e a busca pelo bem comum do povo, conforme as indicações dos artigos 76 e seguintes da Constituição Brasileira e, ainda, segundo as disposições dos artigos 200 a 204, da Constituição Portuguesa. Em contrapartida, exerce a função atípica de legislar e julgar, como no caso da possibilidade do Presidente da República, em caráter emergencial, poder editar medidas provisórias com força de lei sobre determinadas matérias reservadas à sua competência, submetendo-as imediatamente ao Congresso Nacional.

Por fim, o Poder Judiciário encarrega-se da função primordial de julgar e fiscalizar/assegurar o fiel cumprimento da Constituição pelos demais Poderes, bem como averiguar a constitucionalidade das leis exercendo a justiça constitucional em prol de uma sociedade mais justa e equilibrada. Em sentido oposto, o Judiciário atipicamente se incumbirá das funções de legislar e administrar, *v.g.*, podemos citar a elaboração de seus regimentos internos, bem como a administração de sua organização interna e seus servidores.

Para arrematar, Gomes Canotilho sintetiza a ordenação funcional relatando que "o que importa num Estado constitucional de direito não será tanto saber se o que legislador, o governo ou o juiz fazem são actos legislativos, executivos ou jurisdicionais, mas se o que eles fazem pode *ser feito e é feito de forma legítima*"[307]. Saliente-se, outrossim, que a própria

[307] Canotilho, J. J. Gomes. Direito Constitucional e Teoria ..., p. 251.

Constituição Federal deixa margem para regulamentação futura quanto às atividades a serem desenvolvidas, uma vez que não estabelece todos os campos ou tarefas inerentes a cada esfera federativa, mesmo no caso das hipóteses de competência comum, ocasião em que, em muitos casos, apenas enuncia as diretrizes gerais que ficarão a cargo do legislador infraconstitucional regulamentar e minudenciar[308].

3. O Poder Legislativo e a incumbência de normatização constitucional

Os poderes Legislativo e Executivo foram arquitetados primitivamente de forma harmônica e em profunda interação, todavia com demasiada preponderância do Poder Legislativo com relação ao Executivo, considerando que o primeiro já era entendido como um poder supremo[309].

Em consonância com o pensamento de John Locke, as leis eram dotadas de valor absoluto e eficácia duradoura, estáveis, executáveis e de aplicação contínua no tempo, por este motivo, necessitavam de um poder permanente executor destas leis, poder este que correspondia ao Poder Executivo subordinado ao Poder Legislativo assumindo-se, exclusivamente, como poder delegado. Mais tarde, mas neste mesmo sentido, Rousseau também expressaria a supremacia do Poder Legislativo e seu caráter representativo do poder soberano detido pelo povo, "corolário da inexistência de um governo titular de um verdadeiro poder executivo enquanto poder autônomo"[310].

Entre os dois posicionamentos, sob outra vertente, Montesquieu defendia uma concepção que negava ao Poder Legislativo o *status* de supremacia e preconizava a separação dos poderes e um verdadeiro princípio de paridade entre os poderes do Estado, assim, o Poder Executivo era considerado como executor direto das leis emanadas do Poder

[308] SARMENTO, Daniel; TELLES, Cristina. Judicialização da saúde e responsabilidade federativa: solidariedade ou subsidiariedade? In Direito Sanitário. Organizadores: Felipe Dutra Asensi e Roseni Pinheiro, Editora Campus Jurídico, Elsevier, Rio de Janeiro, 2012, p. 121.
[309] RANGEL, Paulo Castro. A separação dos poderes segundo Montesquieu in Estudos em Homenagem ao Prof. Doutor Rogério Soares, Boletim da Faculdade de Direito da Universidade de Coimbra, Coimbra Editora, Coimbra, 2001, p. 352.
[310] OTERO, Paulo. O Poder de Substituição..., p. 25-27.

Legislativo e este era responsável pelo exame dos meios pelos quais o Executivo cumpriria as leis, sem que se fizesse substituir nas funções administrativas[311].

De acordo com a tríade montesquivina, Poder Legislativo constituía-se pela bipartição em câmaras, uma delas representava o Corpo dos Nobres e a outra o Corpo dos Representantes do Povo.

Um traço marcante entre elas consistia na disposição da faculdade de voto recíproco, resumindo-se no controle mútuo dos atos das duas câmaras que, para além da produção de leis, detinham o poder de controlar a execução das leis e o poder de julgar os crimes políticos dos membros do executivo, em razão da delegação da *faculté de statuer* e *da faculté d'empêcher*[312].

Constava do rol de atribuições do Poder Legislativo a função orçamental, em especial a criação de impostos, bem como o estabelecimento da força armada que deveria ser confiada ao Poder Executivo e, ainda, a prerrogativa de poder moderador incumbida, especialmente, ao Corpo dos Nobres com o intuito de temperar a lei em favor da lei.

Após a Revolução de 1974, com a decretação da Constituição da República Portuguesa pela Assembleia Constituinte, em 1976, as competências legislativas foram construídas sob uma perspectiva fundamentalmente democrática constituída pela Assembleia da República, igualmente ressalvando a autonomia legislativa das regiões autônomas dos Açores e da Madeira, de todo modo, o essencial do Poder Legislativo foi distribuído à Assembleia e ao Governo[313].

À Assembleia incumbe a competência legislativa genérica, com exceção da competência exclusiva (artigo 167, da CRP) de organização e funcionamento do Governo, bem como o conteúdo essencial da autonomia legislativa das regiões autônomas. Do mesmo modo, a Assembleia da República goza de larga reserva de competência, quer seja em termos absolutos, quer seja em termos relativos.

311 OTERO, Paulo. O Poder de Substituição..., p. 25-26.

312 RANGEL, Paulo Castro. Repensar o Poder Judicial..., p. 112.

313 MIRANDA, Jorge. Funções, Órgãos e Actos do Estado. Apontamentos de lições do Prof. Jorge Miranda, Faculdade de Direito da Universidade de Lisboa, Lisboa, 1990, p. 215-216.

Importante ressaltar que as normas produzidas pelo Legislativo não devem servir de benefício para os próprios componentes do Parlamento ou, ainda, aos demais titulares dos Poderes Executivo e Judiciário, pois poderiam se valer do mecanismo para produzir vantagens desonestas para determinados grupos de poder[314], configurando-se flagrante circunstância ensejadora de normação em causa própria.

Ainda que a função legislativa seja dividida entre o Governo e o Parlamento o seu exercício está, sob certo grau, quase sempre condicionado por atuações prévias ou complementares dos Governos[315]. Isso quer dizer que a norma criada por meio da função legislativa será efetivada pela Administração Pública que utilizará os meios adequados e mais eficazes aptos a conceder exequibilidade à norma garantidora ou reguladora de direitos formulada pelo Parlamento.

Com base neste preceito, afirma-se que "a *perfeição* do processo legislativo advirá de uma confluência de propósitos entre o Parlamento e o Governo. Se este quiser incumprir o seu papel em tal processo restará ao Parlamento fazer valer a competência de fiscalização *política*"[316].

O Poder Legislativo compõe a única função do Estado que goza, dentro do ordenamento jurídico, de uma liberdade de legislar. Logo, está absolutamente desvinculado aos limites juridicamente impostos às demais funções estatais devendo observar outros limites que lhe são inerentes, dentre eles, a supremacia da Constituição, bem como a prevalência do interesse público sobre o particular e a distribuição dos bens materiais e imateriais pertencentes à sociedade dentro de uma justiça distributiva[317].

Por isso, há que se falar numa verdadeira função legislativa típica[318] desempenhada pelo Poder Legislativo instituindo direitos e criando

[314] CANOTILHO, J. J. Gomes. A concretização da Constituição pelo Legislador e pelo Tribunal Constitucional in Nos Dez anos da Constituição, organização de Jorge Miranda, Imprensa Nacional Casa da Moeda, Lisboa, 1987, p. 371-372.

[315] RAPOSO, Mário. O exercício da função legislativa. Boletim da Faculdade de Direito da Universidade de Coimbra, Vol. LVIII, Coimbra, 1982, p. 617-619.

[316] RAPOSO, Mário. O exercício..., p. 619.

[317] SOARES, Rogério Guilherme E. Interesse Público, Legalidade e Mérito. Dissertação de Doutoramento em Ciências Político-Económicas na Faculdade de Direito da Universidade de Coimbra, Coimbra, 1995, p. 100-101.

[318] MENDES, Gilmar Ferreira; et al. Curso de Direito Constitucional..., p. 915.

obrigações, não composta apenas pela edição de leis e de todo corpo normativo, mas, sobretudo, pela necessidade de "gerir, governar, dirigir os negócios públicos, desenhar e implantar políticas públicas que atendam os desejos e as necessidades da cidadania"[319]. Competindo ao Estado, enquanto Poder Executivo, a função de defender este mesmo corpo normativo aplicando e corrigindo eventual falta de concreção.

Há que se ressalvar que a função legislativa típica é reservada tanto para os âmbitos federal, estadual e distrital, como o municipal, sendo exercida em cada seara de acordo com as disposições constitucionais específicas. Neste sentido, exemplificativamente, cita-se o decreto legislativo brasileiro no qual o Congresso resolve sobre tratados internacionais, suspende atos do Executivo excessivos ao poder regulamentar, dentre outros[320].

No âmbito da Assembleia da República Portuguesa é possível inferir cinco funções principais[321]-[322]: (1) função eletiva e a função de criação de determinados órgãos, cuidando-se da atribuição desempenhada para criar e organizar a estrutura dos órgãos constitucionais definindo as suas funções efetivas e dos seus membros, com base nos preceitos constitucionais predefinidos; (2) função de controle e de fiscalização condizente com o controle do cumprimento da Constituição, assim como a atividade de regular e inspecionar as atividades do governo e, igualmente, de outras esferas de atuação. Seus atos considerados típicos de controle são: as perguntas e interpelações, os inquéritos, as petições e as moções de censura.

Num terceiro plano reside a (3) função legislativa anteriormente delineada, competindo à Assembleia da República, por excelência, a função de fazer leis, ressalvadas as situações em que é assegurada a iniciativa popular e as exceções constitucionalmente previstas; (4) a função autorizante caracteriza-se pela "competência de *co-decisão*"[323] com relação às medidas tomadas pelo Governo, em que podem ser relacionadas a autorização, confirmação ou declaração de estado-de-sítio e estado de emer-

[319] SARLET, Ingo Wolfgang e MOLINARO, Carlos Alberto. Democracia ..., p. 20.
[320] MENDES, Gilmar Ferreira; et al. Curso de Direito Constitucional..., p. 915.
[321] CANOTILHO, J. J. Gomes. Direito Constitucional e Teoria ..., p. 634-640.
[322] CANOTILHO, J. J. Gomes. Direito Constitucional e Teoria ..., p. 634-640.
[323] CANOTILHO, J. J. Gomes. Direito Constitucional e Teoria ..., p. 639.

gência, assim como a autorização da declaração da guerra ou a celebração da paz.

Por derradeiro, (5) a função de representação assinalada pela legitimidade em representar a todos os cidadãos portugueses, desde o plano e decisões nacionais ou internacionais, até as responsabilidades delineadas na Constituição Federal.

Relativamente aos direitos econômicos, sociais e culturais, grande problema encontrado no plano de sua realização reside no âmbito das competências constitucionais. Deste modo, no que pertine à atribuição do Poder Legislativo, compete a ele exercer seu papel por meio da criação de normas assecuratórias dos direitos sociais, dentro das reservas orçamentais e do desenvolvimento das "forças produtivas" do país garantindo as prestações integradoras desses direitos, podendo sua inércia acarretar o processo da inconstitucionalidade por omissão[324].

Destarte, é intuitivo que a disposição referente ao direito à saúde se submete à mesma regra enunciada fazendo parte das atribuições precípuas do Poder Legislativo a normatização de políticas públicas concretizadoras e garantidoras da observância, respeito e proteção do direito à saúde.

4. Poder Executivo e a legitimidade precípua para a concretização do direito à saúde

Antes de adentrar na suposta legitimidade que o Poder Executivo detém para tutelar e promover o direito à saúde, cabe tecer comentários concernentes à função administrativa que é por ele exercida buscando demonstrar a sua importância e a eventual retomada pelas suas atividades típicas inerentes, como meio mais adequado para se alcançar o bem-estar público igualmente acessível a toda a população.

Primeiramente, é importante ter em mente que a Administração Pública é regida pelo princípio da legalidade tanto na sua vertente negativa, que aponta o caráter normativo não inicial ou primário, mas derivado ou secundário da atividade jurídico-administrativa, quanto na sua vertente positiva que baseia qualquer prática de ato pela Administração

[324] Canotilho, J. J. Gomes. Direito Constitucional e Teoria ..., p. 667-668.

correspondente em maior ou menor medida ao que prevê a lei vigente consistente no princípio da reserva de lei[325].

Neste ínterim, consolida-se o entendimento de que ao Poder Executivo incumbe o poder de direção política do Estado, inserindo as relações diplomáticas e de defesa nacional, compostas pela função federativa, assim como a função de aplicar as leis produzidas pelo legislativo exercendo, neste caso, função propriamente administrativa[326]-[327]. Administração como uma vontade essencialmente livre nos limites da lei, acentuando a função proativa da Administração/Poder Executivo e a realização de tarefas que a lei não quer ou não pode inteiramente predeterminar[328].

Complementarmente, cabe elucidar as distinções existentes entre função política ou governativa, função administrativa e função legislativa[329]. No que diz respeito à primeira função, o Supremo Tribunal Administrativo Português entendeu, basicamente, que "a função política corresponde à prática de actos que exprimem *opções fundamentais sobre a definição e prossecução dos interesses ou fins essenciais da colectividade*"[330] (grifos no original). Para detalhamentos, vide o Acórdão do referido Supremo Tribunal de 06/03/2007, P. 1143/06.

Para Gomes Canotilho, o exercício da função política pode ser dividido em três sentidos. Primeiro, numa delimitação negativa, considerando que não é possível realizar uma caracterização constitucional-material da função política ou de governo. Por este motivo, ele enumera pontos de delimitação negativa, dentre eles, o de que nem todas as ati-

[325] Piçarra, Nuno. A reserva da Administração. Revista: O Direito, Ano 122, I Janeiro-Março, 1990, p. 326.

[326] Rangel, Paulo Castro. Repensar o Poder Judicial..., p. 113.

[327] "A função administrativa consiste na concretização e realização dos interesses públicos da comunidade, quer dando execução a decisões ou deliberações, constantes de actos legislativos, actos de governo e actos de planificação, quer intervindo, conformadora ou ordenadoramente, na prossecução de fins (de interesse público) individualizados na Constituição e nas leis" (sic). Canotilho, J. J. Gomes. Direito Constitucional e Teoria ..., p. 651.

[328] Soares, Rogério Guilherme E. Interesse Público..., p. 109.

[329] Miranda, Jorge. Sentido e conteúdo da lei como acto da função legislativa in Nos Dez anos da Constituição, organização de Jorge Miranda, Imprensa Nacional Casa da Moeda, Lisboa, 1987, p. 185.

[330] Andrade, José Carlos Vieira de. Lições de Direito Administrativo. 3ª edição, Imprensa da Universidade de Coimbra, Coimbra, 2013, p. 29.

vidades exercidas pelo Governo são atividades políticas ou de governo. Com isso, o governo não tem monopólio sobre estas atividades, sendo atribuídas funções de direção política a outros órgãos de soberania pela própria Constituição Portuguesa.

Quanto ao sentido material, esta função é caracterizada por "uma grande margem de liberdade de conformação, salvo os limites ou as imposições estabelecidas pela CRP. Nesta medida, o 'governar' ou o 'fazer política' implica direcção, iniciativa, coordenação, combinação, planificação e liberdade de conformação". Quanto à forma de desempenho desta função, ela pode se dar de diversas maneiras, já que fora atribuída a diversos órgãos de soberania, dentre elas, a "função política é susceptível de traduzir-se em actos legislativos ou regulamentares, em linhas de direcção política ou em instruções, em planos globais ou sectoriais, em actos de comando militar, em informações, propostas, actos de nomeação de funcionários ou presidentes de órgãos"[331] etc.

No que diz respeito à função administrativa, cuidava-se, inicialmente, de uma função desempenhada pelo Governo para a prática de atos individuais e concretos por meio da execução da lei dotadas de hierarquia funcional administrativa, ocasião em que todas as decisões eram tomadas ao nível administrativo. De outra sorte, a função legislativa era exercida unicamente pelo Parlamento para a emissão de normas jurídicas gerais e abstratas[332], ou seja, a prática da competência reservada de fazer leis que poderiam ser passíveis de decisões ao nível legal[333].

A função administrativa por vezes pode ser confundida com a função política abrangendo, na maioria dos casos, um conceito delimitador negativo. Contudo, Gomes Canotilho nos apresenta um conceito material discorrendo a função administrativa consistente

> na *concretização* e *realização* dos interesses públicos da comunidade, quer dando *execução* a decisões ou deliberações, constantes de actos legislativos, actos de governo e actos de planificação, quer *intervindo*, conformadora ou

[331] Canotilho, J. J. Gomes. Direito Constitucional e Teoria ..., p. 648-649.

[332] Miranda, Jorge. Sentido e conteúdo..., p. 178-179.

[333] Andrade, José Carlos Vieira de. Lições..., p. 31.

ordenadoramente, na prossecução de fins (de interesse público) individualizados na Constituição e nas leis[334]. (sic)

Como é bem sabido, atualmente as funções públicas não se limitam a essas elucidações, conquanto desempenham essencialmente o que fora descrito. Todavia, a ampliação dos poderes do Governo consolidando a edição de decretos-leis, desde que respeitando a reserva parlamentar, a ampliação da atividade administrativa quanto às decisões concretas emitindo normas gerais e abstratas por vezes com grande autonomia em face da lei, dentre tantos outros pontos que deixam claro que a mescla de atividades no contexto contemporâneo elevou sobremaneira o desempenho das atividades públicas, a fim de ampliar a busca pelo bem-estar público, objetivo primordialmente colimado pela Administração Pública.

Com fulcro no delineamento supramencionado, de um modo geral, administrar significa gerir interesses, no caso da administração pública esta gerência deve ser em conformidade com o que dispõe a lei[335], a moral e a finalidade dos bens pertencentes à coletividade que lhes foram entregues para guarda, tutela e conservação no âmbito federal, estadual ou municipal, visando o bem comum e a prevalência dos interesses da coletividade por meio da investidura do *múnus público* que lhe é atribuída[336].

Dessarte, a Administração Pública não pode contestar o cumprimento dos deveres que a lei lhe impõe, uma vez que ela se encontra, irrefutavelmente, jazida sob o manto legal, circunstância que não lhe permite renunciar qualquer parcela dos poderes ou prerrogativas que lhe são concedidas em prol da comunidade administrada.

Ora, é cediço dizer que diante da atual conjuntura do Estado de Direito Democrático e Social a Administração Pública tem se mostrado intervencionista, prestadora e conformadora dos domínios econômico-sociais buscando minorar as desigualdades e ampliar as oportunidades

[334] Canotilho, J. J. Gomes. Direito Constitucional e Teoria ..., p. 651.

[335] Função administrativa subordinada à lei que se caracteriza por uma intenção tecnológico-social visando a criação de condições concretas de realização do ideal de segurança, justiça e bem-estar em termos pré- definidos por órgãos com competência política e legislativa. Andrade, José Carlos Vieira de. Lições..., p. 34.

[336] Meirelles, Hely Lopes et al. Direito Administrativo..., p. 85.

de acesso a todos os cidadãos no âmbito dos direitos econômicos, sociais e culturais, inclusivamente, por meio da observância de medidas político-administrativas modeladoras implementadoras[337].

O que se questiona fundamentalmente é até onde deve o legislador regular para a Administração poder atuar, ou seja, qual o limite da atividade típica do Executivo ao cumprir as previsões legais editadas pelo Legislativo zelando pelo fiel cumprimento das suas funções e competências exclusivas e pela observância do princípio da separação dos poderes.

É certo que, hodiernamente, é recorrente (e até tem se desdobrado em outras vertentes colaborativas condizentes com o exercício atípico de funções que um poder exerce sobre o outro) a atuação extraordinária de um Poder no que diz respeito às atividades típicas do outro. Cuida-se, especialmente, de uma doutrina que visa balancear as atividades conduzindo para a melhor consecução do serviço público e a busca pelo bem-estar social.

Ponto salutar diz respeito à atividade judicante, que no presente enredo se materializa pela submissão da atividade administrativa a um controle jurisdicional de legalidade, que tem como intuito fiscalizar os atos administrativos emanados do Poder Público para verificar se estão em conformidade com a lei que os regulamenta. Segundo este preceito "qualquer acto jurídico da Administração pode ser submetido à fiscalização de órgãos jurisdicionais, que o removerão da ordem jurídica se ou na parte em que o julgarem ilegal"[338].

Eventual postura metodológica baseada em concepções tecnocráticas da função judicial poderia transformar o juiz em administrador do Estado-social ocasionando a subversão total da referida função dentro do Estado de Direito, com base nisso, poder-se-ia levar à "perversão do Estado de Direito em Estado Judicial"[339], sobrevalorizando a função desempenhada pelos juízes e descartando a atuação administrativa do Poder Executivo.

Ainda sobre este contexto, é necessário especificar até onde o Poder Judicial pode controlar a atividade da Administração desde que não a impeça de atuar efetivamente respeitando reciprocamente os limites

337 PIÇARRA, Nuno. A reserva..., p. 327-328.

338 PIÇARRA, Nuno. A reserva..., p. 330.

339 OTERO, Paulo. O Poder de Substituição..., p. 47.

inerentes a cada esfera de poder, uma vez que são a lei e a Constituição que regulam a atividade administrativa e, concomitantemente, fornecem critérios para o referido controle.

Desse modo, com a evolução do princípio da separação dos poderes e do Estado, tornou-se cada vez mais evidente a colaboração entre os poderes[340]. Nesse âmbito, ao Poder Executivo também incumbe o exercício atípico de funções inerentes aos demais poderes[341], como no caso em que recebe competência legislativa originária ou delegada, igualmente quando da edição de atos normativos, portarias e outras normas regulamentadoras de sua atividade que originam-se e detém força vinculante diretamente da Administração Pública etc., reserva esta determinada pela Constituição e passível de ser objeto de controle de constitucionalidade pelo Poder Judiciário.

Ao Governo Português incumbe o exercício da competência legislativa reservada que regulamenta sua organização e funcionamento, de igual sorte, é encarregado da competência legislativa concorrencial com a Assembleia da República, nas matérias que não são a ela reservadas, bem como a competência legislativa derivada ou autorizada, na ocasião de matérias relativamente reservadas à Assembleia e, por fim, a competência legislativa complementar que visa o desenvolvimento dos princípios ou das bases gerais dos regimes jurídicos inseridos nas leis[342].

Entre estes dados, nomeadamente no que concerne à função administrativa, é salutar a lembrança de que à Administração é ressalvada determinada reserva de atuação, da qual lhe é inerente certa parcela limitadora apta a cercear ou impedir que os outros poderes invadam o núcleo essencial de sua competência, ou seja, o conteúdo mínimo de cada função estadual. Isso se deve à ordenação das competências plasmada pelo

340 Note-se que a evolução do Federalismo Norte-Americano desencadeou num "federalismo cooperativo" que incluía meios para um estado doador ou um governo provincial com voz sobre as políticas nacionais, dividindo as autoridades legislativas e administrativas em diferentes níveis para esculturar as políticas públicas. Kramer, Larry. Political Organization and the Future of Democracy in The Constitution in 2020, edited by Jack M. Balkin e Reva B. Siegel, Oxford University Press, USA, 2009, p. 174-175.

341 Miranda, Jorge. Funções..., p. 199.

342 Miranda, Jorge. Funções..., p. 233-234.

princípio da separação dos poderes que acaba por vincular e limitar as funções da Administração às regras legalmente previstas[343].

Diante disso, pode "dizer-se que a função administrativa é execução da lei: 'o direito constitui para ela, além dum limite negativo, uma norma positiva que deve realizar'"[344]. Para que isto seja possível, "a lei que se refere à Administração Pública não só fixa os limites da sua esfera de acção, as condições e os meios, mas também os fins e as formas e modalidades de acção para os conseguir"[345].

Há que se salientar, outrossim, a reserva de execução da lei em que a Administração Pública detém responsabilidade exclusiva, ocasião que possibilita "a efectivação dos mecanismos de controlo político por parte do Parlamento, está-se a passar da relação objectiva lei-Administração para a relação subjectiva legislativo-Executivo"[346].

Importante alvitrar que referida vinculação legal da Administração Pública está diretamente referenciada às previsões constitucionais que são limitadoras de todos os demais poderes, inclusive no que tange à edição de leis pelo Legislativo e o exercício do poder constituinte derivado, assunto que não será proposto neste ensaio considerando a distância temática aqui envolvida.

Há quem se posicione desfavoravelmente à reserva de execução, alegando que entre Legislativo e Executivo há verdadeira hierarquia de fontes sustentando, por conseguinte, que a função administrativa está diretamente subordinada à função legislativa por força de uma relação de delegação existente entre elas, o que é impossível de se imaginar, uma vez que, se se observarem referido preceito, a Administração não seria detentora sequer do poder de auto-organização permanecendo ligada a

343 Piçarra, Nuno. A reserva..., p. 335.

344 Santi Romano. Corso de Diritto Amministrativo, p. 40 apud Soares, Rogério Guilherme E.
Interesse Público..., p. 119.

345 Zanobini. Introduzione allo studio giuridico della azione amministrativa, in Rivista italiana per le scienze giuridiche, 1947, p. 152 apud Soares, Rogério Guilherme E. Interesse Público..., p. 119.

346 Piçarra, Nuno. A reserva..., p. 337.

uma predeterminação legislativa, nota abertamente atacante ao princípio da separação dos poderes[347].

No sistema norte-americano, é possível dizer que a Administração Pública é resultante mais do Poder Legislativo (Congresso), que exerce papel mais atuante tanto num âmbito orgânico como funcional dentro do aparelho estatal que do próprio Poder Executivo, por meio dos atos do Presidente da República[348]. Por este motivo, o Congresso detém meios de controle da Administração mais expressivos e específicos que os demais sistemas, a exemplo dos modelos europeu e brasileiro.

Nos Estados Unidos[349] a existência de inúmeras comissões parlamentares habilitava o Congresso a monitorar e intervir diretamente na atuação da Administração Pública. Um mecanismo específico que era utilizado para influenciar a função administrativa num controle jurídico-constitucional era denominado veto legislativo[350], contudo este foi declarado inconstitucional[351] por ser manifestamente contrário ao princípio da separação dos poderes[352].

Sob a óptica de José Nilo de Castro "o veto é a recusa total ou parcial que manifesta o Chefe do Executivo – o Presidente, Governador, Prefeito – à proposição de lei, remetendo-a ao Legislativo para sua reapreciação. Reapreciação aqui compreende igualmente a rejeição do veto oposto ou a sua manutenção [...]". Em outras palavras, cuidava-se do meio de controle exercido pelo Congresso sobre o concreto exercício das competências executivas atribuídas à Administração pelas leis e tinha a atribuição

[347] Piçarra, Nuno. A reserva..., p. 338-339.

[348] Piçarra, Nuno. A reserva..., p. 348.

[349] Com relação ao que a Constituição dos Estados Unidos da América dispõe acerca do veto legislativo, conferir Anexo I.

[350] Castro, José Nilo de. Considerações sobre o veto no Direito Comparado (Constituições brasileira e norte-americana). R. Inf. Legisl. Brasília, ano 16, nº. 64, out./dez. de 1979. Disponível em: http://www2.senado.leg.br/bdsf/bitstream/handle/id/181186/000367126.pdf?sequence=3. Acesso em 23 de setembro de 2014.

[351] O veto legislativo previsto na "Immigration and Nationality Act" de 1954 foi declarado inconstitucional pelo Acórdão INS v. Chadhar, 426 US 919 (1983). O inteiro teor do referido acórdão pode ser consultado pelo site: http://www.supremecourt.gov/search.aspx?Search=INS+v.+Chadhar+1983&type=Site.

[352] Piçarra, Nuno. A reserva..., p. 348.

de modificar ou revogar os atos praticados pela Administração ou pelo seu Chefe. A referida declaração de inconstitucionalidade pôs fim à participação direta do Congresso na atividade administrativa[353].

4.1. Direito à proteção da saúde e a incumbência do Poder Executivo

Com base nas delineações supramencionadas, necessário se faz correlacionar a competência e o exercício da função executiva no que diz respeito ao direito à saúde, sua proteção e o dever de promoção/concretização. Primeiramente, cuida-se de um dever constitucionalmente imposto ao Poder Executivo, como administrador do bem-público e promotor do bem-estar social de cumprir as previsões legais que foram objeto do princípio da fixação de competência legislativa[354] relativas à concretização do direito à saúde.

Destarte, com fulcro na responsabilidade do Poder Executivo de garantir e realizar concretamente os direitos sociais por meio das políticas públicas, questiona-se: "até que ponto o Estado deve *dar* o atendimento a esses direitos, até que ponto deve apenas amparar a busca do indivíduo pelo atendimento desses direitos?"[355]

É cediço que a verdadeira obrigação de guarda e tutela pelos direitos econômicos, sociais e culturais advém da concretização por meio da implementação de políticas públicas efetivas pelo Poder Executivo, mediante a previsão legal exercida pelo Poder Legislativo. Diante disso, há limites superficiais considerados aptos a delimitar a atividade estatal, de forma a dar o devido atendimento às necessidades primárias e, ainda assim, resguardar a atividade pública para as outras emergências, ponto que compele à restrição do estudo concernente ao direito à saúde, objeto do presente enredo.

Algumas teorias e princípios têm sido invocados pelo Estado como forma de eximir ou minorar suas atribuições, dentre elas destaca-se a observância do mínimo existencial[356], a cláusula da reserva do possível

[353] Piçarra, Nuno. A reserva..., p. 348-349.

[354] Sobre o princípio da fixação de competência, cf. Miranda, Jorge. Funções..., p. 240-243.

[355] Ferreira Filho, Manoel Gonçalves. Direitos Humanos..., p. 69.

[356] "Na doutrina do Pós-Guerra, o primeiro jurista de renome a sustentar a possibilidade do reconhecimento de um direito subjetivo à garantia positiva dos recursos mínimos para

e o princípio da proporcionalidade, desmembrado no binômio necessidade versus possibilidade.

uma existência digna foi o publicista Otto Bachof, que, já no início da década de 1950, considerou que o princípio da dignidade da pessoa humana (art. 1º, inc. I, da Lei Fundamental da Alemanha, na seqüência referida como LF) não reclama apenas a garantia da liberdade, mas também um mínimo de segurança social, já que, sem os recursos materiais para uma existência digna, a própria dignidade da pessoa humana ficaria sacrificada. [Cf. O. Bachof, "Begriff und Wesen des sozialen Rechtsstaates", in: VVDStRLnº 12 (1954), p. 42-3]. [...] Cerca de um ano depois da paradigmática formulação de Bachof, o Tribunal Federal Administrativo da Alemanha (Bundesverwaltungsgericht), já no primeiro ano de sua existência, reconheceu um direito subjetivo do indivíduo carente a auxílio material por parte do Estado, argumentando, igualmente com base no postulado da dignidade da pessoa humana, no direito geral de liberdade e no direito à vida, que o indivíduo, na qualidade de pessoa autônoma e responsável, deve ser reconhecido como titular de direitos e obrigações, o que implica principalmente a manutenção de suas condições de existência. [Cf. BVerwGE 1, 159 (161 e ss.), decisão proferida em 24.06.1954]. [...] A necessária fixação, portanto, do valor da prestação assistencial destinada à garantia das condições existenciais mínimas, em que pese sua viabilidade, é, além de condicionada espacial e temporalmente, dependente também do padrão socioeconômico vigente [Cf. C. Starck, "Staatliche Organisation und Staatliche Finanzierung als Hilfen zur Grundrechtsverwirklichungen?", in: C. Starck (Org). Bundesverfassungsgericht und Grundgesetz, Festgabe aus Anla des 25 jëhrigen Bestehens des Bundesverfassungsrerichts, v. II (BVerfG und GG II), Tübingen: J. C. Mohr (Paul Siebeck),1976, p. 522]. [...] Não se pode, outrossim, negligenciar a circunstância de que o valor necessário para a garantia das condições mínimas de existência evidentemente estará sujeito a câmbios, não apenas no que diz com a esfera econômica e financeira, mas também no concernente às expectativas e necessidades do momento [Neste sentido, R. Breuer, "Grundrechte als Anspruchsnormen", in:Verwaltungsrecht zwischen Freiheit, Teilhabe und Bindung, Festgabe aus Anlass des 25 jährigen Bestehens des Bundesverwaltungsgerichts (FS für das BverwG), München: CH Beck, 1978, p. 97]. [...] Tal interpretação do conteúdo do mínimo existencial (conjunto de garantias materiais para uma vida condigna) é a que tem – a despeito de divergências sobre a extensão do conteúdo da garantia – prevalecido não apenas na Alemanha, mas também na doutrina e jurisprudência constitucional comparada, notadamente no plano europeu, como dá conta, em caráter ilustrativo, a recente contribuição do Tribunal Constitucional de Portugal na matéria, ao reconhecer tanto um direito negativo quanto um direito positivo a um mínimo de sobrevivência condigna, como algo que o Estado não apenas não pode subtrair ao indivíduo, mas também como algo que o Estado deve positivamente assegurar, mediante prestações de natureza material [Cf. a decisão proferida no Acórdão nº 509 de 2002 (versando sobre o rendimento social de inserção), bem como os comentários tecidos por Vieira de Andrade, op. cit., p. 403 e ss.; e, mais recentemente, por R. Medeiros,

Sucintamente, depreende-se do Informativo **nº 345**, sobre a **ADPF nº 45 MC/DF**, que versa sobre políticas públicas, intervenção judicial e reserva do possível, analisada pelo Supremo Tribunal Federal Brasileiro, o conceito tracejado com relação à reserva do possível.

Uma vez reconhecido o caráter fundamental do direito social à proteção da saúde e o fato de que para concretizá-lo é necessária a sua implementação por meios onerosos, de valores expressivos, inclusive, priorizando uma atitude ativamente prestadora por parte do Estado tanto na seara de direitos individuais quanto coletivos, para que isso seja possível, necessário se faz a subordinação dos direitos a serem garantidos à possibilidade econômico-financeira do Estado de modo que, comprovada objetivamente a incapacidade orçamentária estatal, não é exigível a imediata efetivação do mandamento constitucional.

Em contrapartida, não poderá o Estado invocar fundamentos desproporcionais, inverídicos ou fraudulentos que revelem o ilegítimo e arbitrário propósito de privar ou inviabilizar o estabelecimento e a preservação dos valores e direitos fundamentais do cidadão aptos a garantirem o seu

"Anotações ao art. 63 da Constituição da República Portuguesa", in: J. Miranda e R. Medeiros, Constituição Portuguesa Anotada, tomo I, Coimbra: Coimbra Editora, 2005, p. 639-40]. [...] Por outro lado, tal constatação não afasta a circunstância de que, quando for o caso, este próprio conteúdo existencial (núcleo essencial = mínimo existencial) não é o mesmo em cada direito social (educação, moradia, assistência social, etc.) não dispensando, portanto, a necessária contextualização (o que é uma moradia digna, por exemplo, varia significativamente até mesmo de acordo com as condições climáticas), bem como a necessária utilização de uma interpretação, simultaneamente tópico e sistemática, [Sobre o tema v. as indispensáveis e paradigmáticas contribuições de J. Freitas, A Interpretação Sistemática do Direito, 4. ed., São Paulo: Malheiros, 2004, bem como de A. Pasqualini, Hermenêutica e Sistema Jurídico: Uma Introdução à Interpretação Sistemática do Direito, Porto Alegre: Livraria do Advogado, 1999] designadamente quando estiver em causa a extração de alguma conseqüência jurídica em termos de proteção negativa ou positiva dos direitos sociais e do seu conteúdo essencial, seja ele, ou não, diretamente vinculado a alguma exigência concreta da dignidade da pessoa humana". Todas as notas foram extraídas do texto de SARLET, Ingo Wolfgang e FIGUEIREDO, Mariana Filchtiner. Reserva do possível, mínimo existencial e direito à saúde: algumas aproximações. Revista de Doutrina da 4ª Região, nº. 24, Porto Alegre, jul./2008. Disponível em: http://www.revistadoutrina.trf4.jus.br/artigos/edicao024/ingo_mariana.html. Acesso em de 24 de setembro de 2014.

mínimo existencial[357]. Por essa razão, a cláusula da reserva do possível não poderá ser arguida quando não se constatar justo motivo objetivamente aferível, considerando que ao Estado não compete exonerar-se do cumprimento de suas obrigações constitucionais, sobretudo no que tange à concretização da proteção da saúde[358], direito fundamental social intimamente ligado ao direito à vida.

Ao passo que não se deve ignorar a real limitação orçamentária suportada pelo Estado, dever-se-á observar que dentre as finalidades estatais reside não apenas a obtenção de recursos que serão revertidos em obras, prestação de serviços, segurança ou outras políticas públicas, uma vez que é atribuição precípua do Estado a realização e garantia dos objetivos fundamentais da Constituição.

Deste modo, chega-se ao ponto relacionado com o estabelecimento do que pode ser considerado como mínimo existencial, envolvendo a promoção do bem-estar do homem assegurando as condições capazes de resguardar a sua dignidade e gerar condições materiais mínimas de existência ocasionando o estabelecimento das prioridades do gasto público, ocasião que é plenamente compatível com a convivência entre a reserva do possível e o mínimo existencial.

Além disso, o mínimo existencial envolve a preservação do núcleo essencial dos direitos fundamentais e direitos econômicos, sociais e culturais, constituindo uma das premissas da proporcionalidade[359]. "Assim, mesmo diante da 'reserva do possível', jamais será admissível que o Estado abandone simplesmente um interesse fundamental. Sempre será exigível – ainda diante da reserva do possível – a preservação de um mínimo

[357] Mínimo existencial que "vai além da mera sobrevivência física, para albergar a garantia de condições materiais mínimas para uma vida saudável (ou, pelo menos, o mais próximo disso, de acordo com as condições pessoais do indivíduo) e, portanto, para uma vida com certa qualidade". SARLET, Ingo Wolfgang; FIGUEIREDO, Mariana Filchtiner. Notas sobre o direito..., p. 36.

[358] O direito à proteção da saúde pode ser classificado como direito de crédito, uma vez que é caracterizado pelos poderes de reclamar alguma postura diretamente perante o Estado e tem como objeto a realização de contraprestações positivas. Cf. FERREIRA FILHO, Manoel Gonçalves. Direitos Humanos..., p. 128.

[359] Sobre o princípio da proporcionalidade, conferir ALEXY, Robert. Teoria de los derechos..., p. 111-115.

vital (direito fundamental mínimo), correspondente ao mínimo razoavelmente exigível para a satisfação de uma vida digna"[360].

Nesta esteira, a concepção de proporcionalidade[361], grosso modo, encontra-se vinculada ao que é necessário e suficiente para a adequada satisfação das necessidades sociais. Assim sendo, uma vez que o administrador não realize este juízo de "meio termo" caberá ao Poder Judiciário realizá-lo[362]. Por esse motivo, é necessário considerar o sentido da lei e sua finalidade para que se possa constatar o conflito e os bens jurídicos determinados que tutelam, de modo a lograr por distintos meios a opção menos gravosa e mais adequada à situação específica.

De igual sorte, quando da análise do melhor meio para adequação da solução de um conflito de normas dotadas de preceitos fundamentais, necessário se faz observar o critério da exigibilidade, no aspecto referente à eleição do meio menos ofensivo e que acarrete menor sacrifício[363] possível ao outro interesse que será subjugado, de tal sorte que a proporcionalidade em sentido estrito será avaliada e inclinada a apresentar o resultado mais vantajoso, qual seja, aquele que obtém o melhor resultado

[360] ARENHART, Sérgio Cruz. As ações coletivas e o controle das políticas públicas pelo Poder Judiciário. Disponível em: http://www.prrj.mpf.gov.br/custoslegis/revista_2009/2009/aprovados/2009a_Tut_Col_Arenhart%2001.pdf. Acesso em 05 de fevereiro de 2014.

[361] Ainda no que diz respeito ao princípio da proporcionalidade, v., entre outros, CANOTILHO, J. J. Gomes. Direito Constitucional e Teoria ..., p. 270-273; BARROSO, Luis Roberto. Interpretação e aplicação da Constituição. 4a ed., São Paulo: Saraiva, 2001, p. 213 e ss.; BARROS, Suzana de Toledo. O princípio da proporcionalidade e o controle de constitucionalidade das leis restritivas de direitos fundamentais. Brasília: Brasília Jurídica, 1996, passim; STUMM, Raquel Denize. Princípio da proporcionalidade no direito constitucional brasileiro. Porto Alegre: Livraria do Advogado, 1995.

[362] BRASIL, Bárbara Dayana. Limites e Vínculos do Controle Jurisdicional de Políticas Públicas no Estado Constitucional. Dissertação de Mestrado, Universidade Vale do Itajaí - UNIVALI, Itajaí, 2008, p. 139-140.

[363] "O reconhecimento de que todos os direitos possuem custos quase sempre elevados (isto é, são custeados por escassos recursos captados na coletividade de cada indivíduo singularmente considerado), e de que os recursos públicos são insuficientes para a promoção de todos os ideais sociais – impondo o sacrifício de alguns deles, implica também o reconhecimento de que aqueles (os direitos) devem ser exercitados com responsabilidade". HOLMES, Stephen; SUNSTEIN, Cass R. The cost of rights. Why liberty depends on taxes. W. W. Norton & Company, New York-London, 1999, p. 146 apud GALDINO, GALDINO, Flávio. Introdução à Teoria..., p. 214.

em relação a um interesse com o menor sacrifício aos demais envolvidos no conflito[364].

Imperioso reafirmar que a formulação e a execução das políticas públicas estão diretamente ligadas à eleição de opções políticas delegadas ao Poder Executivo sob o comando do Legislativo. Contudo, isto não é absoluto, uma vez que significaria o reconhecimento amplificado de uma liberdade de escolha dos poderes executivo e legislativo na concretização das políticas públicas, de forma que se as escolhas efetuadas por eles conduzirem à neutralidade ou ineficácia dos direitos econômicos, sociais e culturais, justificar-se-á a intervenção do Poder Judiciário com fulcro na viabilização e equalização de acesso a todos os bens cuja fruição tenha sido injustamente limitada pelo Estado, almejando assegurar as condições mínimas necessárias para uma existência condigna e essenciais à própria existência do indivíduo[365].

5. O Poder Judicial e a atual conjuntura excessiva jurisdicional

Preliminarmente, o Poder Jurisdicional foi concebido por Montesquieu como mera boca que pronuncia a lei, vinculando-se restritamente à lei e sem qualquer manifestação de autonomia[366] ou qualquer intervenção constitutiva, em que competia ao juiz apenas a escolha da interpretação mais adequada da norma dentro do sentido literal da lei[367].

Referida interdependência cometia ao poder jurisdicional basicamente dois complexos orgânicos: Tribunais e Corpo dos Nobres, que era

364 Arenhart, Sérgio Cruz. As ações coletivas e o controle das políticas públicas pelo Poder Judiciário. Disponível em: http://www.prrj.mpf.gov.br/custoslegis/revista_2009/2009/aprovados/2009a_Tut_Col_Arenhart%2001.pdf. Acesso em 05 de fevereiro de 2014.

365 Informativo nº 345, sobre a ADPF nº 45 MC/DF, que versa sobre políticas públicas, intervenção judicial e reserva do possível, analisada pelo Supremo Tribunal Federal Brasileiro, Brasília, publicação entre os dias 26 e 30 de abril de 2004.

366 "[...] na construção montesquivina, os juízes não têm legitimidade porque aplicam a lei, eles aplicam a lei porque têm legitimidade. É que, apesar de serem meros executores da lei, os juízes gozam de uma especial legitimidade democrático-corporativa, por isso que são eleitos temporariamente dentro da respectiva 'ordem social'." Cf. Rangel, Paulo Castro. Repensar o Poder Judicial..., p. 120.

367 Otero, Paulo. O Poder de Substituição..., p. 33-34.

considerado câmara alta do legislativo[368]. De acordo com essa bipartição, a competência era definida em razão dos acusados e pela condição social que sustentavam. Assim, os nobres deveriam ser julgados pelos nobres e o povo pelo povo, excluído o rei, que por sua condição sagrada não participava do poder judicial[369].

O julgador era entendido, segundo a lição de Francesco Ferrara, como: "o intermediário entre a norma e a vida: é o instrumento vivo que transforma a regulamentação típica imposta pelo legislador na regulamentação individual das relações dos particulares; que traduz o comando da lei no comando concreto entre as partes, formulado na sentença"[370].

Imbuído da natureza humana, o juiz não fica alheio às convicções que detém em seu âmago, contudo, incumbe ao julgador a melhor interpretação da norma subjetivando ao caso em concreto segundo seus valores, ideologia e meios para obter o melhor alcance à vontade pretendida na letra da lei extraindo o preciso comportamento ou efeito jurídico que tal vontade visa impor, bem como a motivação do legislador[371], adequando o abstrato ao concreto.

O ato de julgar a Administração exercido pelo Poder Judicial era considerado, ainda, pelo modelo pós-revolucionário, como ato de administrar. De outra sorte, Rousseau atribuía ao Poder Judicial um "papel activo e criativo, especialmente perante leis passíveis de diversas interpretações"[372], ocasião em que cabia ao Judiciário escolher a que mais se adequasse à norma, dentro de um sentido literal da lei.

Atualmente, o Poder Judicial pode ser entendido como o poder que tem como finalidade promover a guarda da Constituição e a concretização da norma abstrata criada pelo Legislativo satisfazendo o interesse coletivo e individual[373]. De igual sorte, a função jurisdicional se caracteriza, essencialmente, por uma

368 Rangel, Paulo Castro. A separação dos poderes..., p. 355.

369 Rangel, Paulo Castro. Repensar o Poder Judicial..., p. 117.

370 Ferrara, Francesco. Interpretação e aplicação das leis. Tradução portuguesa, Coimbra, 1987, p. 111 apud SILVA, Eduardo Santos. Latitude do poder do juiz na interpretação da norma jurídica. Breves considerações in Revista Meridionália, nº 3, Abril/2003, p. 57.

371 Silva, Eduardo Santos. Latitude..., p. 58-59.

372 Otero, Paulo. O Poder de Substituição..., p. 35-36.

373 Soares, Rogério Guilherme E. Interesse Público..., p. 101.

'intenção axiológica' (procura dos 'fundamentos', do 'valor', do 'justo' – Castanheira Neves), tendo como conteúdo e, sobretudo, como fim exclusivo a resolução de uma 'questão de direito' [...] normalmente e, em última instância, sempre a cargo de um órgão 'indiferente' (imparcial) e 'inoficioso' quando dirime um conflito de interesses[374].

Primariamente, os Tribunais compõem um dos órgãos de soberania exercendo dentro de sua esfera de ação a de julgar segundo a lei, sem sujeições a ordens ou instruções, a não ser aquelas tracejadas pela Constituição[375]. Referida soberania pressupõe a devida independência em face de cada um dos órgãos do Estado.

Referido *status* de órgão soberano foi conquistado ao longo do tempo, uma vez que anteriormente eram considerados apenas no contexto fático independente aos demais poderes, mantendo vinculação direta com o Poder Executivo, ocasião em que este podia interferir em qualquer julgamento proferido pelo Judiciário se entendesse que era politicamente conveniente fazê-lo[376].

Com o advento das Constituições Portuguesa (1976) e Brasileira (1988), a criação do Tribunal Constitucional Português e a valorização do Supremo Tribunal Federal Brasileiro, maiores considerações foram volvidas para estes órgãos jurisdicionais de cúpula. A posição ocupada por eles como guardiães da Constituição concedeu um papel político-jurídico conformador da vida constitucional, sendo suas decisões dotadas de teor político, uma vez que elas exercem influência determinante junto aos demais tribunais exercendo papel condicionante dos órgãos de direção política. Referida postura fiscalizadora das posturas políticas desempenhadas pelos demais Poderes do Estado fundamentam-se na guarda dos preceitos políticos precipuamente elencados na Constituição que, por sua vez, é objeto de guarda e tutela dos Tribunais Constitucionais[377].

[374] ANDRADE, José Carlos Vieira de. Lições..., p. 33.

[375] D'ANDRADE, Raul Moreira. Independência do Poder Judicial perante o Poder Executivo. Separata da Revista SCIENTIA IVRIDICA, Tomo XXI, nº 118-119, Setembro-Dezembro, Livraria Cruz, Braga, 1972, p. 05.

[376] D'ANDRADE, Raul Moreira. Independência..., p. 07.

[377] CANOTILHO, J. J. Gomes. Direito Constitucional..., p. 764-765.

Neste ínterim, fala-se que aos Tribunais foi conferida certa legitimidade democrática derivada da participação direta no seu processo de escolha e composição realizadas pelos órgãos de soberania direta ou indiretamente legitimados. A teor desta exposição, argumenta-se a existência de determinada "transparência política" sob o fundamento de que é preferível "emanarem os juízes constitucionais de órgãos democraticamente legitimados, embora com indiscutível cunho político, do que de outros órgãos com uma mundividência política também irrecusável, mas disfarçada num aparente 'apartidarismo institucional'"[378]_[379].

Todavia, salienta-se a necessidade de limitação e controle da própria atividade jurisdicional, "excluindo dos seus juízos valorações políticas ou apreciações de mérito político"[380]. Vale dizer, nos dias atuais, que incumbe ao Poder Judiciário a reserva concernente à garantia dos direitos, liberdades e garantias dos cidadãos, especificamente quando se tratar de medidas restritivas desses direitos, querendo-se dizer que a função judicial é encarregada de zelar pela observância do Estado de Direito. Estado este que respeita os direitos humanos e fundamentais tanto em dimensão individual como em dimensão social, ao passo que fomenta a expansão das liberdades e garantias públicas cumprindo os deveres que lhe são atribuídos e adotando as normas constitucionais, concretizando e fiscalizando sua harmoniosa aplicação[381].

É importante reafirmar que não compete ao Poder Judiciário imiscuir-se no espaço de conformação legitimamente pertencente aos demais poderes, fazendo-se substitui-los no espaço da conveniência e oportu-

[378] Canotilho, J. J. Gomes. Direito Constitucional e Teoria ..., p. 682-683.

[379] Ora, conforme podemos inferir do artigo 101, caput e parágrafo único, da Constituição Federal Brasileira, os membros do Supremo Tribunal Federal serão escolhidos dentre cidadãos, respeitados os limites de faixa etária, de notável saber jurídico e reputação ilibada, nomeados pelo Presidente da República, depois de aprovada a escolha por maioria absoluta do Senado Federal. Já a lei que disciplina a organização, o funcionamento e os processos do Tribunal Constitucional Português, Lei nº 28/82, de 15 de novembro, prevê que o referido Tribunal será composto por 13 juízes, sendo 10 designados pela Assembleia da República e 3 cooptados por estes, respeitadas as qualificações específicas exigidas para que possam ocupar referida posição.

[380] Canotilho, J. J. Gomes. Direito Constitucional e Teoria ..., p. 681.

[381] Sarlet, Ingo Wolfgang e Molinaro, Carlos Alberto. Democracia ..., p. 20.

nidade querendo controlar as opções legislativas de organização e prestação. Diversamente, legitimar-se-á para atuar nos casos em que ocorrer clara situação de desrespeito aos direitos fundamentais sociais, ocasionando violação evidente e arbitrária pelo legislador da incumbência constitucional[382].

Um quesito bastante debatido na atualidade se refere à legitimidade democrática ou a ausência dela no âmbito denominado como "governo de juízes"[383]. É indiscutível que a citada legitimidade está diretamente atrelada à realização de eleição visando a designação dos dirigentes e a representação da sociedade por meio de uma legitimidade política, ocasião em que, por meio desta, são efetuadas as escolhas de meios e de definição dos fins econômicos, sociais e culturais[384].

A questão da legitimidade democrática é ponto controverso no que tange ao contexto do ativismo judicial e o crescente destaque do Poder Judiciário na solução de conflitos entre os cidadãos e o Estado impelindo, inúmeras vezes, o Poder Público a satisfação de um direito individual absolutamente considerado. Circunstâncias que levam à indagação acerca da ausência de legitimidade democrática atribuída ao Judiciário, uma vez que este não se submete ao pleito eleitoral correspondente. Em contrapartida, é argumentável a suposta legitimidade democrática advinda do processo de escolha e formação do Colendo Tribunal, já que seus integrantes são diretamente nomeados pelo Presidente da República depois de ser submetida a escolha a aprovação por maioria absoluta dos componentes do Senado.

Diante de tal fato, é importante frisar que a vontade da maioria permite a condução legítima do destino de um país exercida por meio do sufrágio universal. Em contrapartida, "as legitimidades democráticas não

382 Neste sentido, conferir Krell, Andreas Joachim. Direitos sociais e controle judicial no Brasil e na Alemanha. Editora Fabris, 2002, p. 22-23 apud no Informativo nº 345, sobre a ADPF nº 45 MC/DF, que versa sobre políticas públicas, intervenção judicial e reserva do possível, analisada pelo Supremo Tribunal Federal Brasileiro, Brasília, publicação entre os dias 26 e 30 de abril de 2004.

383 Souza Neto, Cláudio Pereira de. A justiciabilidade..., p. 522.

384 Afonso, Orlando Viegas Martins. Poder Judicial. Independência in Dependência. Editora Almedina, Coimbra, 2004, p. 50.

advêm todas do voto, nem a democracia se esgota no acto eleitoral"[385]. O valor central da democracia está diretamente atrelado à liberdade e ao respeito pelos direitos fundamentais e na existência de controle do Poder.

Contemporaneamente, o conceito de democracia tem sofrido alterações direcionadas para uma concepção garantista das minorias, privilegiando o pluralismo político e até mesmo uma participação mais ativa dos cidadãos no que diz respeito às escolhas coletivas. Referido evento investe ao juiz o papel de "guardião de valores", no qual ele está encarregado de defender, seja contra a vontade da maioria, seja contra o império das razões instrumentais e econômicas desejosas de eficácia[386].

A independência institucional do Poder Judicial implica, primeiramente, a separação institucional do Poder Judicial e dos juízes individualmente considerados com relação aos demais poderes do Estado, além da independência entre os seus próprios sujeitos referindo-se a um âmbito interno, enquanto o primeiro relaciona-se com o âmbito externo.

Ademais, o juiz tem se mostrado verdadeiro ator político fazendo com que suas decisões constituam o processo de determinação dos direitos dos cidadãos. Com isso, o Poder Judicial tem feito parte na formação de políticas públicas produzindo direitos normalmente guiados por suas concepções pessoais de justiça e de política, dadas as escolhas necessárias e mais adequadas ao caso em concreto. Na sequência, Orlando Viegas Martins Afonso replica que apenas "numa sociedade política, econômica e culturalmente estagnada se pode optar por juízes executores neutros, conservados à temperatura e pressão normais"[387]. No mesmo sentido, é possível afirmar que somente numa sociedade em que prevalecesse a harmonia de interesses e valores seria possível uma determinada neutralidade do juiz ao decidir.

Diante de tais razões, eventual independência originada numa densidade jurisprudencial deve ser limitada, havendo que se observar cada vez mais o dever de autolimitação pelos juízes.

[385] AFONSO, Orlando Viegas Martins. Poder Judicial..., p. 51.
[386] AFONSO, Orlando Viegas Martins. Poder Judicial..., p. 52.
[387] AFONSO, Orlando Viegas Martins. Poder Judicial..., p. 86.

A justificativa para eventual confusão entre o Poder Judicial e o exercício do Poder soberano do Estado está intimamente relacionado com as atribuições que lhe foram conferidas pela Constituição quanto a figura do Estado-Juiz legitimado e viabilizado por meio da atuação de seu agente político, qual seja, o magistrado. Por essa razão, cuida-se da atuação do próprio Estado na concretização dos objetivos constitucionais e a consequente afirmação dos direitos fundamentais individuais e sociais pautando pela construção de uma sociedade livre, justa e solidária[388].

O traço marcante relacionado às funções desempenhadas pelos Poderes atualmente reside na consolidação de uma verdadeira interdependência funcional[389] deixando para trás conceitos ultrapassados quanto a uma separação radical de poderes e firmando num complexo regime de colaboração entre eles, respeitada a independência funcional singular e resguardando a limitação de interferência no exercício de competências próprias de um órgão nas do outro.

É com fulcro neste pensamento que se propõe o questionamento referente a uma interferência exagerada do Poder Judicial no âmbito dos demais poderes, especialmente no que concerne às medidas satisfativas concretizadoras de direitos individuais relacionados à proteção e restabelecimento da saúde, o que acarreta, por sentido lógico, uma verdadeira ilegitimidade funcional.

[388] SARLET, Ingo Wolfgang e MOLINARO, Carlos Alberto. Democracia ..., p. 28.
[389] CANOTILHO, J. J. Gomes. Direito Constitucional..., p. 709.

CAPÍTULO 3
LIMITAÇÃO FUNCIONAL. ATRIBUIÇÃO LÍDIMA PARA A REALIZAÇÃO DO DIREITO À SAÚDE

1. O Judiciário e a possível legitimidade de intervenção na concretização do direito à saúde

Os limites impostos ao Tribunal Constitucional, Supremo Tribunal Federal ou ao Poder Judiciário em si têm como fundamento o receio do advento de um "governo de juízes", já suscitado no presente trabalho, uma vez que esse possível governo poderia comprometer a liberdade constitutiva ou conformadora do legislador[390]. É justamente fundado no temor da prevalência de um grande ativismo judicial que a doutrina recomenda a abstenção do Poder Judicial pela cláusula da autocontenção, ou também conhecida como *self-restraint*, de influência anglo-saxônica[391].

Contudo, temos que considerar o caráter relevante e indispensável atribuído ao direito à saúde, uma vez que está intimamente ligado ao direito à vida, igualmente o seu enquadramento como direito autônomo e separado de outros direitos e garantias constitucionais.

[390] Rangel, Paulo Castro. Repensar o Poder Judicial..., p. 130-131.

[391] A auto-contenção judicial, no entendimento do autor Keenan Kmiec, está em sentido completamente oposto ao ativismo judicial, uma vez que envolve a abstenção do Tribunal no domínio de certos direitos civis e políticos, devendo o juízes olharem com "olhos ciumentos" sobre a legislação cortando a abertura de "valas" em tais direitos. De outra sorte, o autor enuncia em seu texto a vertente defendida pelo juiz McWhinney que afirma que: "'judicial review is not always a very efficient form of policy-making...'. Judges are well versed in the law but they are 'manifestly not the best equipped' to translate 'community values into constitutional policies...'". Kmiec, Keenan D. The origin and current meanings of "judicial activism" in Revista California Law Review, October, 2004. Disponível em: http://www.constitution.org/lrev/kmiec/judicial_activism.htm#Document2zzFN_Fdl. Acesso em 18 de agosto de 2014.

Diante de tal fato, o Supremo Tribunal Federal brasileiro traçou metas dispondo sobre o direito à saúde e a consequente intervenção do Poder Judicial, quando do julgamento do Agravo Regimental na Suspensão de Tutela Antecipada nº 175, do Estado do Ceará[392]. Na oportunidade, definiu a legitimidade dos Tribunais ao apreciar demandas concernentes à concretização da proteção ao direito à saúde, bem como a titularidade[393] do referido direito reconhecendo, tanto uma dimensão coletiva no âmbito dos direitos sociais, quanto uma dimensão individual, ambos insculpidos na norma consagrada no artigo 196 da Constituição Brasileira de 1988[394].

De igual sorte, dispôs no Recurso Extraordinário nº 642536 AgR / AP –Amapá, sob a relatoria do Ministro Luiz Fux, que a

> ***possibilidade, ou não, de o Poder Judiciário determinar ao Poder Executivo a adoção de providências administrativas*** visando a melhoria da qualidade da prestação do serviço de saúde por hospital da rede pública – foi submetida à apreciação do Pleno do Supremo Tribunal Federal na SL 47-AgR, Relator o Ministro Gilmar Mendes, DJ de 30.4.10. 3. Naquele julgamento, esta Corte, ponderando os princípios do 'mínimo existencial' e da 'reserva do possível', decidiu que, ***em se tratando de direito à saúde, a intervenção judicial é possível em hipóteses como a dos autos, nas quais o Poder Judiciário não está inovando na ordem jurídica, mas apenas determinando que o Poder Executivo cumpra políticas públicas previamente estabelecidas***[395]. (sem grifos no original)

Nesta esteira, consolidou-se a vertente de que o Poder Judiciário não fere o princípio da separação de poderes ao determinar a observância de políticas públicas por parte do Estado, considerando que na maioria

[392] Agravo Regimental na Suspensão de Tutela Antecipada nº 175, Ceará. Disponível em: www.stf.jus.br.

[393] Relativamente quanto à titularidade do direito à saúde, conferir: SARLET, Ingo Wolfgang. Algumas considerações..., p. 06.

[394] SARLET, Ingo Wolfgang e MOLINARO, Carlos Alberto. Democracia ..., p. 32.

[395] **STF.** 1ª Turma. **RE 642536 AgR / AP** – Amapá. Relator Ministro Luiz Fux. Julg. 05/02/2013. PublicaçãoDje: 27/02/2013. Disponível em: www.stf.jus.br.

dos casos já existe uma política pública de saúde, não sendo a mesma cumprida pelo Poder Público, razão pela qual o Poder Judiciário pode conceder a medida satisfativa individual assegurando a salvaguarda do direito à saúde, bem como sua recuperação ou preservação do estado de bem-estar.

Vale ressaltar o reconhecimento do direito de o indivíduo receber tratamento adequado apto a restabelecer sua saúde não disponibilizado pelo Sistema Único de Saúde brasileiro, mesmo que este não tenha sido inserido no bojo de tratamentos disponíveis na rede pública ou até mesmo a dispensação de medicamentos ainda em fases experimentais, mas que sejam comprovadamente responsáveis pela recuperação da saúde ou por ampliar a expectativa de sobrevida do cidadão. Tudo isto em prol da preservação do direito fundamental à vida e sua boa qualidade na fruição. Contudo, nos casos em que o medicamento ou tratamento forem disponibilizados apenas na via experimental no âmbito dos estudos clínicos ou de programas de acesso expandido[396] não será obrigatório ao Poder Público custeá-los.

Depreende-se da atual conjuntura decisiva manifestada pelo Supremo Tribunal Federal Brasileiro que por diversas vezes o Judiciário tem determinado à Administração Pública que atue ativamente na prossecução da saúde, inclusive por meio da concessão de medidas dotadas de alto teor de ingerência, sob a alegação de que não há violação do princípio da separação dos poderes, já que em nenhuma das esferas institucionais de Poder pode a saúde ser tratada com indiferença, sob pena de seu comportamento incorrer em flagrante ação ou omissão inconstitucional[397].

[396] Em consonância com a Resolução – RDC nº 38, de 12 de agosto de 2013 (que aprova o regulamento para os programas de acesso expandido, uso compassivo e fornecimento de medicamento pós-estudo), podemos depreender do artigo 2º, inciso VIII, que o acesso expandido constitui o "programa de disponibilização de medicamento novo, promissor, ainda sem registro na Anvisa ou não disponível comercialmente no país, que esteja em estudo de fase III em desenvolvimento ou concluído, destinado a um grupo de pacientes portadores de doenças debilitantes graves e/ou que ameacem a vida e sem alternativa terapêutica satisfatória com produtos registrados".

[397] Neste sentido, conferir a decisão recentemente exarada pela Suprema Corte Brasileira, pela 1ª Turma, no RE nº 429903/RJ, relator, Ministro Ricardo Lewandowski, em 25 de

2. Extrapolação judicial no cumprimento de medidas satisfativas individuais

A grande questão que se coloca com relação ao papel atuante em sede de justiça constitucional, tanto pelo Tribunal Constitucional, como pelo Supremo Tribunal Federal, diz respeito ao receio do estabelecimento de limites funcionais materialmente ajustados e constitucionalmente adequados das várias funções do Estado e não exclusivamente no que tange a um suposto Estado de Justiça conducente a uma "politização da justiça" ou "jurisdicização da política"[398].

Não há que se olvidar, sublinhar a necessidade básica de recursos financeiros provenientes do Estado para a realização dos direitos econômicos, sociais e culturais, por essa razão, devem ser garantidos segundo o âmbito possível e adequado, especialmente por carecerem de estalão jurídico-constitucional[399].

Popularmente, esta ponderação tornou-se conhecida como a cláusula da reserva do possível[400], ocasião em que o julgador deve avaliar a viabilização do direito social em questão sob o prisma da possibilidade financeira pública graduando a dimensão lógica e correlacionando o binômio necessidade e adequação com os orçamentos, a fim de que possa resguardar, primordialmente, o interesse público primário[401].

O questionamento que deve ser levado em conta sublinha-se no recorte jurídico-estrutural[402] de um direito não dever ser confundido com o seu financiamento, ao passo que a reserva dos orçamentos do Estado ocasiona problemas financeiros, mas não pode comprometer a vinculação jurídica dos preceitos consagradores dos direitos fundamen-

junho de 2014. Informativo nº 752, de 23 de junho a 1º de julho de 2014. Disponível no site: www.stf.jus.br.

398 Canotilho, J. J. Gomes. A concretização..., p. 362.

399 Esta expressão é originária de W. Martens, podendo ser encontrada em Grundrecht im Leistungsstaat, VVDSTRL, 30 (1972) apud Canotilho, J. J. Gomes. "Metodologia Fuzzy"..., p. 106-107.

400 Para melhor desenvolvimento acerca dos sentidos atribuídos à reserva do possível, cf. Canotilho, J. J. Gomes. "Metodologia Fuzzy"..., p. 107.

401 Sarlet, Ingo Wolfgang e Molinaro, Carlos Alberto. Democracia ..., p. 37-41.

402 R. Alexy, Theorie der Grundrechte, p. 462 apud Canotilho, J. J. Gomes. "Metodologia Fuzzy"..., p. 108.

tais sociais, isto quer dizer que não implica o grau zero dos direitos econômicos, sociais e culturais.

Diante desta conjuntura, o comportamento manifestado pela Corte Suprema Brasileira sedimenta uma visão absolutista garantidora de direitos. Ora, nesse sentido o fornecimento de medicamentos e o financiamento de tratamentos de alto custo[403] por parte do Estado tem se tornado um direito absoluto sem a possibilidade de qualquer questionamento do "Poder Executivo quanto à maneira de gestão, de divisão de gastos, de repartição de atribuições de políticas públicas de saúde, para a sua possível efetivação e concretização"[404].

Neste sentido, é possível sintetizar a consequência vivenciada na órbita de intromissão do Judiciário no campo da feitura de políticas públicas de atribuição originariamente pertencentes aos Poderes Legislativo e Executivo, a partir do entendimento já manifestado por Carl Schmitt, sob o destaque de Gomes Canotilho, de que "com a justicialização da política a política não tem nada a ganhar e a justiça tem tudo a perder"[405].

Por tais motivos, desde há muito se reproduz o questionamento relativo à legitimidade dos Tribunais Constitucionais, circunstância na qual depreende-se, sinteticamente, a discussão acerca de uma legítima verificação da constitucionalidade das normas realizada pelo referido Tribunal, uma vez que poder-se-ia configurar demasiada influência sobre a autonomia do Poder Legislativo, ocasião que resta clarificada pela autêntica legitimidade para este tipo de função, uma vez que incumbe ao Poder Judiciário a fiscalização não apenas da correta aplicação das normas, mas, sobretudo, a sua lídima validade e eficácia quando defrontada com a Constituição.

Decisões exaradas pelo Tribunal Constitucional Português também manifestaram alta carga determinista e intervencionista na seara dos

[403] Medeiros, Fabrício Juliano Mendes. O Ativismo Judicial..., p. 36.

[404] Rocha, Márcio Oliveira. Ativismo Judicial..., p. 30.

[405] Schmitt, Carl. Der Hüter der Verfassung, Turbingen, 1931, apud Canotilho, José Joaquim Gomes. Jurisdição Constitucional e intranquilidade discursiva in Perspectivas Constitucionais. Nos 20 anos da Constituição de 1976, org. Jorge Miranda, Vol. I, Coimbra Editora, Coimbra, 1996, p. 873.

demais Poderes[406]. É o que se depreende do Acórdão sob nº 575/2014[407], sob a relatoria do Conselheiro Carlos Fernandes Cadilha, ocasião em que foi averiguada a constitucionalidade do Decreto 262/XII, da Assembleia da República, que trata sobre a contribuição de sustentabilidade e foi recebido pela Presidência da República, em 30 de julho de 2014, para ser promulgado como lei.

Na referida decisão, a Conselheira Maria Lúcia Amaral sustenta que não cabe ao Tribunal Constitucional marcar a agenda da reforma do sistema previdencial português, isto porque "não pode o Tribunal exigir do legislador que o encetar de uma qualquer mudança sistémica se faça tendo *antes do mais* em conta as carreiras contributivas de cada contribuinte-beneficiário, ou tendo em conta as posições recíprocas de todos os grupos de pessoas que foram sendo abrangidos pelos diferentes regimes, que se sucederam no tempo, relativos ao modo de cálculo das pensões. Em suma, não pode o Tribunal, pela sua natureza de *jurisdição*, impor ao legislador a sua própria visão do que seja uma *reforma justa* do sistema"[408].

Relata, igualmente, que as razões ligadas à ilegitimidade do Tribunal Constitucional em determinar a reforma do sistema previdencial dividem-se em dois argumentos fundamentalmente. O primeiro refere-se ao fato de o Tribunal não poder "impor ao legislador a sua própria visão do que seja *uma reforma* do sistema público de pensões. [...] Num contexto de incerteza, quer quanto à evolução dos fatores demográficos e económicos, quer quanto à própria repercussão que medidas reformadoras poderão vir a ter sobre essa mesma evolução (dada a estreita ligação existente entre a receita e a despesa do sistema público de pensões e a própria eco-

[406] Cuida-se do ponto já demonstrado por Gomes Canotilho, ao referir que "o problema metodológico que suscitam todas estas sentenças é de saber se, em algumas decisões jurisdicionais, os tribunais partem da constituição entendida como um sistema de normas ou como uma ordens de valores". CANOTILHO, José Joaquim Gomes. Jurisdição Constitucional..., p. 879.

[407] O inteiro teor do Acórdão nº 575/2014 pode ser conferido no sítio: http://www.tribunalconstitucional.pt/tc/acordaos/20140575.html?impressao=1. Acesso em 25 de setembro de 2014.

[408] Declaração de Voto da Conselheira Maria Lúcia Amaral no Acórdão nº 575/2014 do Tribunal Constitucional Português. Disponível em: http://www.tribunalconstitucional.pt/tc/acordaos/20140575.html?impressao=1. Acesso em 25 de setembro de 2014.

nomia), a complexidade técnica dos problemas envolvidos, que sempre existiria, torna-se ainda mais intensa"[409], isto quer dizer que não cabe ao Judiciário efetuar as escolhas políticas envolvendo o orçamento público.

O segundo argumento baseia-se na impossibilidade do

> Tribunal impor ao legislador a sua própria visão do que seja uma *reforma justa* do sistema público de pensões. [...] Perante a existência de diferentes conceções razoáveis quanto ao que seja, quanto a essa reforma, *justo ou injusto* – e perante a discussão aberta no espaço público entre essas diferentes conceções razoáveis – ***é ao poder legislativo, e não ao poder judicial, que cabe tomar a decisão quanto ao caminho a seguir***[410]. (sem grifos no original)

O incurso tema polemiza a interferência demasiada do Judiciário acarretando a seguinte questão formulada por Gomes Canotilho: "qual o justo equilíbrio de um 'tribunal excessivamente jurisdicional' e um 'tribunal excessivamente político'?"[411]. Na ocasião, ele oferta resposta no sentido de que, no primeiro caso, um tribunal aplicará com rigor a "guilhotina fiscalizadora" cortando pela raiz a inconstitucionalidade postulada nos atos normativos aproximando-se, em medida, ao que se caracteriza como legislador negativo. De outra sorte, no caso dos tribunais excessivamente políticos será realizada uma apreciação mais ponderada, graduada e plasmada da inconstitucionalidade dos atos normativos de acordo com uma sensibilidade política do problema em questão, levando em conta os efeitos traumáticos que sua decisão pode acarretar[412].

Dentre os riscos existentes neste tipo de postura excessivamente ativista, pode-se vislumbrar a diminuição, quase que isenção, do poder argumentativo do Executivo, uma vez que ele não poderá alegar nada em face das proposições conducentes à salvaguarda dos direitos à vida e à saúde

[409] Declaração de Voto da Conselheira Maria Lúcia Amaral no Acórdão nº 575/2014 do Tribunal Constitucional Português. Disponível em: http://www.tribunalconstitucional.pt/tc/acordaos/20140575.html?impressao=1. Acesso em 25 de setembro de 2014.

[410] Declaração de Voto da Conselheira Maria Lúcia Amaral no Acórdão nº 575/2014 do Tribunal Constitucional Português. Disponível em: http://www.tribunalconstitucional.pt/tc/acordaos/20140575.html?impressao=1. Acesso em 25 de setembro de 2014.

[411] CANOTILHO, José Joaquim Gomes. Jurisdição Constitucional..., p. 882.

[412] CANOTILHO, José Joaquim Gomes. Jurisdição Constitucional..., p. 882-883.

devendo "suplantar qualquer óbice legislativo ou administrativo de lista fornecida pelo Ministério da Saúde e fornecer o tratamento ao indivíduo enfermo, **custe o que custar**"[413]. Interferindo direta e ativamente na formulação de políticas públicas e ocasionando, com isso, alterações significativas no que tange às inúmeras escolhas realizadas durante todo o processo de elaboração das políticas públicas[414].

Para que isso não ocorra, ou até mesmo para que se possa diminuir esta prática que tem se tornado cada dia mais recorrente no Poder Judiciário Brasileiro, este deverá se atentar mais para a sua função típica (julgar[415]), não se confundindo e nem se desvirtuando de seu poder-dever de criação e análise do direito postulado como uma forma direta de instituição de uma política de governo. Com a consideração de que eles refletem um conglomerado de procedimentos administrativos que almejam os objetivos sociais de forma gradual e articulada[416] que deverão ser diretamente formulados pelo Poder Público e diante do fato de que sequer a eventual omissão[417] estatal, ensejadora da propositura de ação de inconstitucionalidade por omissão ou da ação de mandado de injunção, justificaria a excessiva atuação do Judiciário "formulando e prestando as medidas sociais necessárias à completa satisfação do direito"[418].

413 Rocha, Márcio Oliveira. Ativismo Judicial..., p. 45. (sem grifos no original)
414 Medeiros, Fabrício Juliano Mendes. O Ativismo Judicial..., p. 36.
415 Bulos, Uadi Lammêgo. Direito Constitucional..., p. 412.
416 Rocha, Márcio Oliveira. Ativismo Judicial..., p. 44.
417 "Há omissão legislativa sempre que o legislador não cumpre (ou cumpre insuficientemente) o dever constitucional de concretizar imposições constitucionais concretas". Krell, Andreas J. Realização dos direitos fundamentais sociais mediante controle judicial da prestação dos serviços públicos básicos (uma visão comparativa). Revista de Informação Legislativa, Ano 36, nº 144, out./dez., Brasília, 1999, p. 251.
418 Medeiros, Fabrício Juliano Mendes. O Ativismo Judicial..., p. 70. "(...) se em um caso, por exemplo, não se sabe qual das duas medidas protege melhor um direito social, o juiz não poderá impor uma como constitucionalmente necessária, pois esta escolha estará reservada aos órgãos de configuração. O respeito a esta margem de ação, que deriva do princípio democrático, impede a intromissão indevida do juiz constitucional em competências legislativas e administrativas. Sua observância garante que o caráter jurídico dos direitos sociais não se converta em um artifício para que o juiz desconheça as regras do jogo democrático e do princípio da divisão dos poderes". Pulido, Carlos Bernal. Fundamento, conceito e estrutura dos direitos sociais: uma crítica a 'Existem direitos sociais', de

O maior reflexo inferido de uma conduta absolutamente concessiva do direito à saúde refere-se ao seguinte questionamento: quem paga a conta? Ora, uma vez que a concretização da proteção do direito à saúde é avocada pelo Poder Judiciário determinando seu cumprimento "a qualquer custo", temos de ter em mente de onde sairão os recursos para que este direito seja plenamente viabilizado[419]. Para que isso ocorra, não basta a previsão normativo-institucional unicamente[420], uma vez que os recursos financeiros necessários para a observância destes direitos são expressivos e referidos "direitos não nascem das árvores"[421].

Além do mais, a postura assumida pelo Judiciário brasileiro e a consideração de uma possível releitura do princípio da separação dos poderes leva a crer que suas determinações tendem a abolir o texto constitucional, no tocante ao que prevê o artigo 2º, da Constituição Federal, ao conceder indistintamente as medidas satisfativas de proteção ao direito à saúde[422]. Como se pode inferir das decisões proferidas pelo Órgão de Cúpula, situação vedada até mesmo para o legislador constituinte por se tratar de cláusula pétrea consagrada no texto constitucional, segundo disposto no artigo 60, §4º, inciso III, da CF/88.

Nesta esteira, a desconsideração da cláusula da reserva do possível caracteriza a intromissão desenfreada do Judiciário na gestão do orçamento público e na participação da escolha das melhores políticas públicas, promovendo demasiada ingerência doentia visando a obrigatoriedade de gastos e retirando do âmbito previamente definido pela Admi-

Fernando Atria. In: Souza Neto, Cláudio Pereira de; Sarmento, Daniel (org.). Direitos sociais: fundamentos, judicialização e direitos sociais em espécie. Editora Lumen Juris, Rio de Janeiro, 2008, p. 172 apud Medeiros, Fabrício Juliano Mendes. O Ativismo Judicial..., p. 70.

[419] Nesta esteira, vide os dados coletados por Fernando Lima que constataram gastos exponenciais para a realização da saúde nos últimos anos somente por determinações judiciais. Cifras altíssimas destinadas ao exclusivo cumprimento das decisões judiciais demasiadamente ativistas. Lima, Fernando Rister de Sousa. Decisões do STF em Direito à Saúde: aspectos econômicos e políticos. São Paulo: Almedina, 2020. p. 63-79.

[420] Medeiros, Fabrício Juliano Mendes. O Ativismo Judicial..., p. 55.

[421] Expressão utilizada por Flávio Galdino em sua obra: Introdução à teoria dos custos dos direitos. Direitos não nascem em árvores. Editora Lumen Juris, Rio de Janeiro, 2005.

[422] Rocha, Márcio Oliveira. Ativismo Judicial..., p. 86-88.

nistração as ações sociais anteriormente programadas. Por este motivo, sua atuação se revela altamente temerária e, por essa razão, configura-se flagrante violação ao que estabelece o princípio da separação dos poderes, consequentemente, quebrando a suposta harmonia e equilíbrio de uma sociedade democraticamente organizada e a noção de representação popular.

Por outro lado, corre-se o risco de acarretar eventual disparidade entre os cidadãos, uma vez que só terão a satisfação e o gozo pleno do direito à saúde aqueles que tiverem acesso ao Judiciário, que por sua vez contribuirá cada dia mais para o regresso do desenvolvimento social, além de afirmar o senso de justiça político-social dos magistrados que compõem todo o sistema jurisdicional brasileiro, seja em sede de primeira instância, seja no segundo grau, ao formarem previamente seu juízo absolutamente concessor.

A saúde, bem como os demais direitos fundamentais e os direitos econômicos, sociais e culturais, detém alta carga normativa e relevância constitucional. Contudo, não é possível afirmar categoricamente que são ou não são direitos absolutos passíveis de concretização sob qualquer pretexto ou argumento, mesmo que seja o elo direto estabelecido entre a saúde e a vida, visto que há necessidade de ponderação entre os destinatários dos benefícios em prol de uma igualdade[423] materialmente considerada e não apenas no seu plano formal com início pela via de acesso à saúde pública, outrossim, aos seus programas de prevenção e cuidado[424].

Não se trata de negar a legitimidade de um direito amplo e acessível a todos de ter a saúde tutelada antes ou após o acometimento de determinada moléstia, *a contrario sensu* acredita-se ser uma das soluções passíveis para a melhoria da qualidade de vida e saúde da população a ado-

[423] De acordo com Flávio Galdino, "o Estado do bem-estar social invoca a necessidade de assegurar igualdade material, desviando-se da mera tutela formal, e a igualdade em sua feição material demanda prestações estatais que criam pré-condições para o exercício das liberdades. Sustenta-se ainda que os direitos econômicos e sociais inovam no sentido de que provocam a discussão sobre os critérios de justiça distributiva aplicados no direcionamento das prestações estatais". GALDINO, Flávio. Introdução à Teoria..., p. 154- 155.

[424] MEDEIROS, Fabrício Juliano Mendes. O Ativismo Judicial..., p. 78.

ção de medidas preventivas[425] assecuratórias do direito à saúde. Neste caso, advindas, especialmente, pelo fornecimento de serviços básicos, como saneamento básico, água potável, atendimento domiciliar familiar, dentre outros os quais grande parte do povo brasileiro não desfruta hodiernamente.

O que se propõe é a limitação da desenfreada atuação jurisdicional que acaba por imiscuir-se na concretização das demais políticas públicas em prol da absoluta observância do direito à concretização e proteção da saúde a fim de se alcançar o mais próximo possível da realização do interesse público primário coletivamente considerado.

Em consonância com a solução ofertada por Márcio Oliveira Rocha[426], uma das possíveis respostas ao direito à saúde ilimitado seria baseada no pragmatismo jurídico[427] que, por sua vez, deixariam claras as consequências práticas e úteis advindas das decisões amplamente concessivas em prol de uma "judicialização política equilibrada e de bom senso".

De igual sorte, ressalta que eventual cooperação entre os Poderes Executivo e Judiciário não seria o suficiente para a solução da questão fazendo-se necessário buscar promover uma melhor prestação jurisdicional ou de autocontenção judicial objetivando minimizar os custos para os entes públicos, reduzindo automaticamente a propositura de demandas judiciais desafogando o Poder Judiciário e o tornando mais eficiente.

Até porque, as políticas de saúde são formuladas num primeiro momento pela atuação do legislador infraconstitucional e, num segundo momento, pelo Poder Executivo a partir de estudos e constatações extraídas da realidade empírica vivenciada em determinado contexto social[428].

[425] O critério preventivo das medidas de saúde pública é também ressaltada por SARLET, Ingo Wolfgang; FIGUEIREDO, Mariana Filchtiner. Notas sobre o direito..., p. 35.

[426] ROCHA, Márcio Oliveira. Ativismo Judicial..., p. 109.

[427] Ressalva-se, contudo, que o pragmatismo referido no texto não condiz com a concepção pura que "'valoriza a liberdade de investigação, a diversidade dos investigadores e a experimentação', de sorte que não se vislumbra no pragmatismo a ideia de pesquisadores descobridores de 'verdades' categóricas e inquestionáveis". ROCHA, Márcio Oliveira. Ativismo Judicial..., p. 5 e 117.

[428] GALDINO, Flávio. Introdução à Teoria..., p. 211. "O tempo e o lugar – por que não dizê-lo, as condições econômicas e financeiras – definem as prioridades dos indivíduos e das comunidades, definindo o que seja direito".

Destarte, cuida-se de escolhas realizadas com base em caráter essencialmente político buscando priorizar as urgências da comunidade, passíveis de restrição quando em detrimento do direito à saúde forem elegidas outras urgências, desde que haja fundamento constitucional principiológico ou referente a outros bens constitucionais incluindo-se as limitações orçamentais.

Por tais razões, indaga-se se o Poder Judiciário estaria constitucionalmente imbuído de legitimidade para suprir as omissões estatais intervindo "proativamente nas políticas públicas de saúde. Em outras palavras, está o Judiciário Brasileiro habilitado, em nome do direito social encartado na Lei Maior, para, por ato próprio, estender benefícios de um determinado programa normativo àqueles não foram originariamente contemplados?"[429].

A resposta para tal indagação advém da própria Constituição ao estatuir a atribuição do Poder Judiciário para apreciar as ações diretas de inconstitucionalidade por omissão e o mandado de injunção, ocasião em que declarará que os direitos constitucionalmente garantidos e pendentes da edição de norma regulamentadora não poderão ser diretamente satisfeitos sem o devido ato normativo, constituindo o Poder Público correspondente em mora e instando-o a editar a norma requerida, já que, frise-se, o juiz não poderá fazê-lo.

Neste sentido, Fabrício Mendes Medeiros[430] sintetiza muito bem as atribuições inerentes ao Judiciário diante das omissões estatais:

> Se é assim, deduz-se que a Constituição Federal de 1988, ao tratar do tema da omissão inconstitucional, parece não haver conferido ao Poder Judiciário legitimidade para suprir o vácuo normativo, elaborando uma norma capaz de garantir o pleno gozo de direitos ou garantias previstos na Lei Maior. Legitimidade há, no particular, para reconhecer, proclamar e publicizar, da forma mais abrangente possível, a inércia legislativa ou executiva, tornando-a conhecida por todos. Com isso, o Judiciário emitirá um juízo público de reprovação da inércia legislativa ou administrativa, o que poderá fomentar a mobilização da sociedade civil para que, pelas vias genuinamente democrá-

[429] MEDEIROS, Fabrício Juliano Mendes. O Ativismo Judicial..., p. 99.
[430] MEDEIROS, Fabrício Juliano Mendes. O Ativismo Judicial..., p. 106.

ticas, sejam o parlamento e o executivo compelidos a abandonar a inação em tema de políticas públicas.

De outra sorte, ressalta a apatia que poderia ser desencadeada em virtude da atuação ativista do Judiciário, uma vez que a participação da sociedade civil nas etapas de formulação de políticas públicas tornar-se-ia cada vez mais escassa perdendo lugar para os litígios individuais e a extrapolação dos recursos públicos orçamentários, podendo levar o Estado à bancarrota. Por isso, fala-se que

> a verificação da insuficiência de recursos públicos deve, contudo, considerar não só o caso concreto, mas também a totalidade dos casos semelhantes. Deve-se ponderar se a decisão judicial seria exequível se a providência fosse universalizada. O governo não tem recursos para construir casa para todos os cidadãos brasileiros que não possuem moradia adequada, apesar de o custo de uma casa ser insignificante se comparado ao orçamento público. O parâmetro da universalização é fundamental para tornar a ação do Estado coerente e imparcial. Do contrário, apenas os cidadãos que obtiveram sucesso em suas ações judiciais teriam seus direitos sociais efetivados, invertendo-se a lógica igualitária subjacente aos direitos fundamentais. O problema torna-se mais grave em contextos como o brasileiro, em que os mais pobres tendem a ter menos acesso à justiça[431].

Sob outro enfoque, constata-se que a formulação de políticas públicas segue três etapas, basicamente. A primeira refere-se à concepção ou descrição dos temas objeto da ação governamental pelos agentes legitimamente envolvidos, ao passo que eles próprios passam a planejar as ações futuras avaliando os riscos e as possíveis potencialidades examinando as alternativas indicadoras dos objetivos previstos e os resultados esperados, bem como a definição dos recursos orçamentários que serão despendidos para sua realização. Na próxima etapa, o agente legítimo implementa as medidas traçadas, ocasião em que a ação passa a ser executada concretamente. Por fim, a terceira etapa consiste na avaliação da política imple-

[431] SOUZA NETO, Cláudio Pereira de. A justiciabilidade..., p. 526-527.

mentada aferindo se os efeitos proporcionados foram condizentes com a eficiência e efetividade previamente idealizadas podendo ser alvo de revisão, caso seja necessário[432].

Perante tudo isso, resta consolidado o entendimento de que as políticas públicas legitimamente são de incumbência dos atores sociais que representam a população e que a ela presta contas periodicamente. Aqui, incluindo-se não somente o poder legiferante e administrativo/executivo, bem como seus órgãos e demais entidades que prestem relevante serviço social, como os partidos políticos, os sindicatos e as associações.

Para arrematar, é preciso levar em consideração o entendimento de que mesmo os recursos financeiros orçamentais são limitados e que, em virtude desta carência, não pode o Estado privilegiar apenas aqueles que acionam a via jurisdicional, uma vez que há tantos outros cidadãos igualmente carentes que não têm acesso às vias judiciais, porquanto estes não serão amparados no que concerne aos seus direitos sociais[433]. Ademais, o Judiciário estaria desarrazoadamente imiscuindo-se na política de administração pública destinada ao atendimento da população[434].

3. Restrição da atividade judicante e a limitação dos custos dos direitos

3.1. Princípio da autocontenção judicial ou cláusula da *judicial self-restraint*

Após as exposições fáticas e jurídicas anteriormente elucidadas é de extrema relevância a sedimentação da limitação do intervencionismo do

[432] Medeiros, Fabrício Juliano Mendes. O Ativismo Judicial..., p. 118.

[433] "[...] O que se impõe é a reflexão sobre a aplicação desses argumentos apenas aos casos concretos que chegam ao Poder Judiciário e não a todos aqueles que realmente necessitam da concretização do direito à saúde". Neste sentido, conferir: Carlini, Angélica. A saúde pública e as decisões dos Tribunais – apontamentos para uma reflexão crítica. In Direito Sanitário. Organizadores: Felipe Dutra Asensi e Roseni Pinheiro, Editora Campus Jurídico, Elsevier, Rio de Janeiro, 2012, p. 490-500.

[434] Ementário exarado pelo Egrégio Tribunal de Justiça do Estado do Rio de Janeiro no julgamento da Apelação Cível nº 1994.001.01749, sob a relatoria do Desembargador Carpena Amorim. Disponível em: www.tjrj.jus.br. Acesso em 26 de agosto de 2014.

Poder Judicial mediante a observância da cláusula da autocontenção ou autolimitação judicial[435].

Neste sentido, diz-se que a cláusula da autocontenção judicial ou *judicial self-restraint* é uma orientação dada aos juízes acerca dos perigos de invasão em decisões próprias da Administração, configurando-se pela prolação de sentenças anulatórias de decisões administrativas, por sentenças impositivas à prática de atos visando a adoção ou pela proibição de comportamentos ou realização de prestações particularmente ativas[436], situações em que os juízes interpretam ou constroem o direito modulando ou relativizando as compreensões jurídicas relacionadas à competência e à responsabilidade do Judiciário perante os outros Poderes[437].

O propósito da cláusula da autocontenção exige que os juízes exerçam com cautela a interpretação dos direitos fundamentais fora da deferência do corpo representativo eleito, que detém a principal responsabilidade numa sociedade para promulgar as mudanças legislativas importantes e devem, em particular, absterem-se de estatuir legalmente quaisquer direitos que não estavam previstos no corpo da lei previamente[438].

Cuida-se de um princípio importado da jurisprudência norte-americana, consistente no fato dos juízes deverem "*autolimitar-se à decisão de questões jurisdicionais e negar a justiciabilidade das questões políticas*"[439]. Ao passo que foi definido em sua configuração original pelo juiz Marshall, significa que determinadas matérias e questões políticas propriamente pertencentes às competências do Presidente não são passíveis do exercício de um verdadeiro controle jurisdicional.

Contudo, não deve ser admitida a recusa de controle de constitucionalidade sobre uma matéria com base apenas no seu caráter político devendo a questão ser decidida por instâncias políticas, o que significaria grave ofensa à própria guarda e tutela da Constituição.

Por outro lado, o grande embate aqui presente consiste no meio utilizado para aferir os modos de se fazer política, uma vez que não seria

[435] CANOTILHO, J. J. Gomes. Direito Constitucional e Teoria ..., p. 1308-1309.

[436] ANDRADE, José Carlos Vieira de. Lições..., p. 37.

[437] ROCHA, Márcio Oliveira. Ativismo Judicial..., p. 22.

[438] MAHONEY, Paul. Judicial activism..., p. 58.

[439] CANOTILHO, J. J. Gomes. Direito Constitucional e Teoria ..., p. 1309.

correto adentrar no mérito de suas questões, mas sim a realização do controle por meio da apreciação dos parâmetros jurídico-materiais da Constituição exercendo a constitucionalidade da política em si considerada, ou seja, só terá sentido a autocontenção judicial se os Tribunais exercerem a interpretação da concretização constitucional de acordo com os parâmetros ali estabelecidos e restritivamente à função jurisdicional.

Neste sentido, "cabe-lhes conhecer dos *vícios de constitucionalidade* dos actos normativos mas não dos *vícios de mérito* (oportunidade política dos actos e uso do poder discricionário pelo Parlamento e Governo)"[440].

Em sentido oposto, de acordo com uma postura mais ativa e intervencionista do Poder Judiciário, cada qual dos órgãos soberanos "está legislando dentro dos limites de sua competência. Não há dúvida de que os limites para o juiz são mais estreitos. Ele legisla apenas entre as lacunas. Ele preenche as brechas da lei"[441].

A priori, é impreterível dizer que compete precipuamente ao Poder Legislativo regular a concretização dos direitos econômicos, sociais e culturais reconhecendo a denominação do seu conteúdo próprio para que possam ser eleitas as melhores opções políticas para a decorrente concretização. Isto se deve às causas de sensibilidade e legitimidade políticas, o que quer dizer que primeiramente incumbe ao legislador atuar para concretizar os direitos sociais, devendo o Judiciário respeitar o poder da maioria naturalmente inerente ao Legislativo, desde que este não ultrapasse os limites constitucionais[442].

Outra postura usualmente adotada pelo legislador diz respeito à limitação e ao poder de compressão que ele possui, ocasião em que deve priorizar o conteúdo-regra essencial definidor do direito. Complementarmente, detém o poder de restringi-los, desde que preservado o conteúdo essencial do preceito. Neste âmbito, caberá ao Tribunal Constitucional fiscalizar o cumprimento pelo legislador das normas constitucionais caracterizando o equilíbrio desejado pela separação dos poderes

[440] Canotilho, J. J. Gomes. Direito Constitucional e Teoria ..., p. 1309.

[441] Cardozo, Benjamin N. A Natureza do Processo Judicial. Trad. Silvana Vieira. Revisão técnica e da tradução Álvaro De Vita. Editora Martins Fontes, São Paulo, 2004, p. 83 apud Rocha, Márcio Oliveira. Ativismo Judicial..., p. 15.

[442] Andrade, José Carlos Vieira de. Legitimidade da Justiça Constitucional..., p. 80.

por meio da legitimidade da justiça constitucional e a legitimidade do legislador[443].

Diante disso, o Tribunal Constitucional Português consolidou o entendimento adotado pelas doutrinas de que deve se autolimitar não impondo ao legislador uma densidade total de suas normas, ou seja, uma total vinculação da Administração Pública. Em contrapartida, a problemática reside na delimitação da densidade, uma vez que ela pode ser entendida como máxima, mínima, essencial ou suficiente, acarretando a consideração apenas de um critério principiológico que necessita, para além disso, levar em conta a ponderação complexa avaliando a situação casuística para que se possa definir a densidade da constitucionalidade da norma[444].

Esta autolimitação que deve ser observada pelos juízes, sobretudo os juízes constitucionais, tem como alicerce a autocontenção do poder judicial ao imiscuir-se na atividade típica dos demais poderes. Com base nesta cláusula, poder-se-á chegar ao equilíbrio almejado pela separação dos poderes e o consequente respeito entre eles, fazendo com que os direitos econômicos sociais e culturais se concretizem de acordo com cada competência primitiva, especialmente no tocante ao direito à proteção da saúde, em que se pode constatar o maior cometimento de excessos de invasões atributivas.

Conforme se constata, a clássica separação dos poderes não é absoluta. O reconhecimento de lei suprema do país (*supreme law of the land*)[445] à Constituição, bem como a crescente colaboração entre os poderes[446], são movimentos que retratam a evolução do pensamento montesquivino transportando, com isso, a imagem do juiz como mera boca que pronuncia a lei para fiscalizador ativo da atuação dos Poderes Legislativo e Executivo. De igual sorte, a consideração e respeito absolutos dados

[443] Andrade, José Carlos Vieira de. Legitimidade da Justiça Constitucional..., p. 81.
[444] Andrade, José Carlos Vieira de. Legitimidade da Justiça Constitucional..., p. 83.
[445] Moreira, Vital. Princípio da maioria e princípio da constitucionalidade: legitimidade e limites da justiça constitucional in Legitimidade e Legitimação da Justiça Constitucional, Colóquio no 10º Aniversário do Tribunal Constitucional realizado em Lisboa, em maio de 1993, Coimbra Editora, Coimbra, 1995, p. 179.
[446] Correia, José Manuel Sérvulo. Legalidade e ..., p. 28.

à Constituição Federal fazendo com que ela seja cumprida em todas as suas esferas, ou seja, a salvaguarda da supremacia e prevalência da Constituição[447].

É com base nisso que fundamentamos a colaboração dos poderes, na busca conjunta pelo respeito às normas constitucionais e aos direitos, liberdades e garantias do ser humano, igualmente à concretização dos direitos econômicos, sociais e culturais por meio da implementação de políticas públicas previstas normativamente pelo Legislativo e realizadas pelo Executivo, sob a fiscalização do Judiciário.

Para arrematar, fala-se da "doutrina da margem de apreciação"[448], que de certa forma pode ser caracterizada como uma abdicação realizada pelo Tribunal do seu dever de julgar ou ainda como uma leitura inadequada de uma restrição textual em prol do governo. Neste sentido, receia-se que os Tribunais esvaziem-se demasiadamente perdendo a força que lhes foi atribuída pelas Convenções, Constituições e demais normas de direitos fundamentais devolvendo às autoridades públicas, por meio da efetivação da cláusula da autocontenção judicial, aquilo que fora concedido gradativamente aos indivíduos.

De outra sorte, a cláusula da autocontenção judicial em contraposição ao ativismo judicial não pode ser diametralmente considerados opostos e irreconciliáveis, na medida que o juiz diz de quem é o direito e por vezes o faz de acordo com os complementos essenciais componentes de

[447] Moreira, Vital. Princípio da maioria..., p. 192.

[448] Mahoney, Paul. Judicial activism..., p. 80-81. "[...] The doctrine of the margin of appreciation is the natural product of that distribution of powers: it serves to delineate the dividing line. The Convention, like a national constitution safeguarding fundamental freedoms and human rights, reflects a desire to disable democratic discretion of certain respects. [...] Judicial review forms part of a system of check and balances to prevent individuals suffering from the excesses of majoritarian rule. Most cases usually involve a conflict between individual rights and majoritarianism. To make a proper assessment of the 'fair balance' between the individual and the community, the judges must pay some deference, through the doctrine of the margin of appreciation, to the wishes expressed by the people's freely elected representatives. A degree of so-called judicial self-restraint is therefore inevitable".

um processo em curso reforçando os direitos fundamentais por meio da interpretação judicial[449].

3.2. Teoria do "cobertor curto" e a limitação orçamentária dos custos dos direitos

A ampliação de concessões de medidas satisfativas ao indivíduo mediante decisões judiciais determinando aos demais entes públicos que promovam e assegurem o direito à saúde integralmente e às expensas do orçamento público tem acarretado profunda distorção nos cofres públicos, vez que ao Estado incumbe a realização de outras políticas públicas e, não somente no que tange ao direito à saúde. Especialmente se considerarmos que a apreciação dos fatores econômicos fundamentais para uma "tomada de decisão quanto às possibilidades e aos meios de efetivação desses direitos cabe principalmente aos órgãos políticos e legislativos"[450].

Assim, é possível extrair dos julgados exarados, especialmente pelo Supremo Tribunal Federal Brasileiro, a disposição de quantias exorbitantes em prol do restabelecimento da saúde de uma única pessoa, ocasião por vezes ensejadora de uma fórmula de "tapa-buraco", pois se retira do orçamento previamente elaborado recursos financeiros que seriam destinados ao cumprimento de outras políticas públicas, a fim de não desobedecerem às ordens judiciais, o que poderia ensejar, inclusive, no pagamento de multas de valor expressivo compelindo a satisfação das medidas pleiteadas.

Com base nesta circunstância, fala-se de uma metáfora conhecida como "cobertor curto", ou seja, "[...] quando se cobre a cabeça, se descobrem os pés. [...] Em setores com o da saúde, decisões judiciais que não consideram problemas de organização administrativa podem gerar consequências contrárias aos próprios valores que pretendem promover"[451].

O que se deve ter em conta é a verificação da insuficiência dos recursos financeiros públicos fazendo-se necessário observar e considerar a totalidade dos casos semelhantes, de modo que haja probabilidade de

[449] MAHONEY, Paul. Judicial activism..., p. 88.

[450] KRELL, Andreas J. Realização..., p. 241.

[451] SOUZA NETO, Cláudio Pereira de. A justiciabilidade..., p. 528-529.

satisfação e exequibilidade integral da decisão judicial, caso fosse universalizada a providência tomada[452].

Diante disso, constata-se outro impasse acarretado pela extrapolação da realidade judicante no Brasil, consistente na ausência de executoriedade das decisões demasiadamente concessivas que comprometem os limites financeiros do patrimônio público.

Uma possível solução para este desafio pode estar diretamente associada ao estabelecimento de parâmetros adequados de concretização dos direitos sociais em harmonia com a disciplina legislativa e administrativa de modo que disponha de recursos financeiros para o provimento das prestações públicas, ademais, a observância da solução mais econômica dentre as eficazes, de modo que resguarde os recursos financeiros e atenda à demanda formulada pelo cidadão necessitado.

Sobretudo, respeitando a premissa que cuida dos recursos públicos e o argumento de que é "apenas o legislador democraticamente legitimado quem possui competência para decidir sobre a afetação destes recursos, falando-se, neste contexto, de um princípio da reserva parlamentar em matéria orçamentária, diretamente deduzido do princípio democrático e vinculado, por igual, ao princípio da separação dos poderes"[453].

4. A equalização do acesso à saúde como meio de solução pacífica para os conflitos entre os três poderes

A efetivação dos direitos prestacionais por meio de políticas públicas implica uma especial incidência da carga fiscal e, consequentemente, uma redistribuição de riqueza, não sendo capaz, contudo, de garantir que se desenvolva um padrão de perfeita justiça distributiva e com acesso igualitário a todos os cidadãos. Isto porque sempre haverá situações ensejadoras de escolhas trágicas[454] e o conflito entre ditos direitos fundamen-

[452] Souza Neto, Cláudio Pereira de. A justiciabilidade..., p. 526-527.

[453] Sarlet, Ingo Wolfgang. Algumas considerações..., p. 13.

[454] "A partir da retórica da tragédia, Guido Calabresi e Philip Bobbit [Calabresi, Guido, et Bobbit, Philip. Tragic Choices – *The conflicts society confronts in the allocation of tragically scarce resources*. New York/London: W.W. Norton & Company, 1978] demonstram que a escassez de recursos econômicos e financeiros públicos impede a realização de todos os objetivos sociais, de tal sorte que a realização de alguns desses relevantes objetivos impõe necessária e inevitavelmente o sacrifício de outros, igualmente importantes [Ainda

tais sociais, ocasião em que o Poder Público efetuará uma escolha implicando o sacrifício de um preterido em prol de outro direito, ainda que seja a melhor opção e que atenda ao maior número de pessoas.

Com base nisso é possível dizer que a reserva parlamentar na definição de linhas de orientação para as políticas públicas e a concretização pelo Executivo são meios aparentemente mais eficazes para se atingir o interesse das pessoas e suas necessidades básicas[455]. Mesmo que, em virtude da limitação dos recursos, o Estado tenha de efetuar escolhas sacrificando prestações igualmente essenciais, vez que nem sempre há recursos para satisfazer ambos. São as denominadas *trade-offs*[456].

Para que isso seja realizável sob uma forma mais equânime, há que se empreender esforços para atingir a igualdade material num nível

sobre as escolhas e os sacrifícios, Berlin, Quatro ensaios sobre liberdade cit., p. 167], e por mais imprescindíveis que sejam. Não sendo possível – e muitas vezes, nem desejável [Sobre a eventualmente desejável manutenção dos conflitos entre os valores como meio de promoção da participação e deliberação democrática, consulte-se Sunstein, Cass. *One case at a time – judicial minimalis at the Supreme Court*. Cambridge: Harvard University Press, 1999. *Passim*, e, ainda uma vez, o nosso estudo, Galdino, Flávio. 'Sobre o minimalismo judicial de Cass Sunstein' in Arquivos de direitos humanos, Volume 2: 173-215, Rio de Janeiro: Renovar, 2000] – a solução imediata da permanente tensão entre os valores subjacentes [Calabresi e Bobbit, *Tragic choices, cit.* P. 19] aos mencionados objetivos sociais em conflito, há a necessidade de serem feitas escolhas. Essa opção entre valores denuncia o inafastável conteúdo ético das escolhas públicas [Torres, Ricardo Lobo. O Orçamento na Constituição. Rio de Janeiro, Renovar, 1995, p. 36]. Escolhas realmente trágicas". Todas as referências foram extraídas de Galdino, Flávio. **Introdução à Teoria...**, p. 158-159.

455 Soares, Rogério Guilherme Ehrhardt. Princípio da legalidade..., p. 184.

456 Reproduzimos, *ipsis litteris*, esta expressão que foi utilizada por Flávio Galdino. Segundo sua nota explicativa, não há tradução exata para trade-off, contudo, ela designa a situação de escolha efetuada dentro do conjunto de oportunidades. E dá o seguinte exemplo: "Na verdade, todos os dias as pessoas fazem essas opções. Uma família estuda o seu orçamento e faz opções por (i) lazer sofisticado ou (ii) ensino de qualidade, dentre outras despesas. Partindo-se da premissa de que os recursos da família são limitados, é necessário efetuar *trade-offs*. Assim, por exemplo, quanto maior se tornar a despesa com ensino de qualidade, menos recursos sobrarão para o lazer sofisticado. Com o Estado acontece exatamente a mesma coisa. Também o Estado efetua *trade-offs* todos os dias". Além do mais, sobre esta ideia de *trade-off* e sua correlação com a escassez, ele aponta: Stiglitz, Joseph E. et Walsh, Carl E. Introdução à microeconomia (trad. de Principles of microeconomics por Helga Hoffmann), p. 9 e seguintes apud Galdino, Flávio. Introdução à Teoria..., p. 160.

máximo entre os cidadãos e o respectivo acesso aos serviços básicos. Com base nisso, o próprio artigo 196, da Constituição Federal Brasileira, estabelece a titularidade universal dos usuários da saúde pública a todos, **indistintamente**, pelo simples fato de serem pessoas. Nesta esteira, não merece prosperar a posição estendida pelo *caput* do artigo 5º, que elucida a garantia dos direitos fundamentais a todos os cidadãos brasileiros e aos estrangeiros residentes no país, sequer as políticas públicas de saúde atualmente vigentes são restritivas, de modo que são de caráter nitidamente inclusivo[457].

De outra sorte, não há que se confundir a titularidade universal do direito fundamental à saúde com a universalidade[458] do acesso ao Sistema Único de Saúde. Por certo que há discriminações positivas quanto ao acesso à saúde pública, com vistas a diminuir as desigualdades regionais e sociais e almejando a concretização da equidade do sistema e do princípio da igualdade[459] em seu sentido material "que impõe o tratamento desigual entre os desiguais, e não significa direito a idênticas prestações para todas as pessoas irrestritamente"[460].

[457] Sarlet, Ingo Wolfgang. Algumas considerações..., p. 06-07.

[458] Há que se ter cuidado redobrado ao estatuir sobre a universalidade do acesso aos serviços de proteção à saúde pública, não confundindo-a como mera "aspiração em direção àqueles que não possuem os meios para buscar a prestação privada do serviço de saúde" [De Paula, Daniel Giotti. Direito à saúde..., p. 201], considerando que esta conduta poderia induzir uma flagrante discriminação na prestação dos serviços públicos excluindo aqueles que mais carecem de políticas públicas para a equalização de acordo com uma realidade fática. No que diz respeito à universalidade das prestaçõs sociais, conferir: Loureiro, João Carlos. Adeus ao Estado Social?..., p. 202-213. Ainda sobre o princípio da universalidade, vide Canotilho, J. J. Gomes. Direito Constitucional e Teoria ..., p. 416 e seguintes.

[459] "Por lo tanto, el principio general de igualdad dirigido al legislador no puede exigir que todos deban ser tratados exactamente de la misma manera y tampoco que todos deban ser iguales en todos los respectos. Por otra parte, no puede permitir toda diferenciación y toda distinción si ha de tener algún contenido. Cabe perguntarse si y cómo puede encontrarse una vía media entre estos extremos. Una clave al respecto la ofrece la fórmula clásica: 'Hay que tratar igual a lo igual y desigual a lo desigual' que – en múltiples variaciones y complementaciones [...]". Alexy, Robert. Teoria de los derechos..., p. 385, subscrevendo: Platón, Leyes, VI 757.

[460] Sarlet, Ingo Wolfgang. A titularidade simultaneamente individual e transindividual dos direitos sociais analisada à luz do exemplo do direito à proteção e promoção da saúde. In Direito Sanitário. Organizadores: Felipe Dutra Asensi e Roseni Pinheiro, Editora Cam-

De igual modo, não pode implicar o corolário da gratuidade integral das prestações materiais para toda e qualquer pessoa, da mesma forma que a integralidade do atendimento não quer dizer que todas as pretensões perquiridas para o restabelecimento da saúde devam ser satisfeitas em termos ideais. Por isso, fala-se de uma igualdade[461] em termos substanciais assegurando o acesso universal à cobertura do sistema, aos serviços de qualidade e levando "à restrição da gratuidade [...] do acesso e das prestações oferecidas no âmbito do SUS, como já verificado em algumas políticas públicas"[462].

Outro ponto de acesso à proteção do direito à saúde é a garantia de acesso à jurisdição[463], uma vez que a despeito de se tratar de um direito com dimensões coletivas, o direito à saúde é assegurado individualmente. Por esta razão, podem serem exigidas prestações materiais aptas a concretizarem a tutela do bem maior que é a vida, razão pela qual não se refuta completamente a tese que sustenta a judicialização do direito à saúde[464] e sim a atuação excessiva do Poder Judiciário imiscuindo-se na formulação de políticas públicas de saúde, fazendo-se necessário limitar o papel jurisdicional.

Quando se fala em equalização do acesso à saúde como forma de solução pacífica à "disputa de poder"[465] entre os Poderes do Estado, há refe-

pus Jurídico, Elsevier, Rio de Janeiro, 2012, p. 102-103. Conferir, igualmente, SARLET, Ingo Wolfgang; FIGUEIREDO, Mariana Filchtiner. Notas sobre o direito..., p. 38 e 62.

461 "Comece-se por advertir que do princípio da igualdade em matéria de prestações não resulta que todos os cidadãos tenham acesso a todas as prestações. Como vimos, a afirmação do princípio da universalidade apenas significa que todos devem ter acesso à cobertura do sistema. Contudo, como esta é organizada em diferentes subsistemas, a universalidade não quer dizer que não possa haver diferenciações nas prestações, desde que materialmente fundadas, ou que não possam ser tomados em consideração, por exemplo, critérios como o estatuto laboral. Neste sentido, a universalidade de cobertura não é sinónimo de uniformidade de cobertura". LOUREIRO, João Carlos. Adeus ao Estado Social?..., p. 226.

462 SARLET, Ingo Wolfgang; FIGUEIREDO, Mariana Filchtiner. Notas sobre o direito..., p. 63.

463 SARLET, Ingo Wolfgang. A titularidade..., p. 112-115.

464 Nesta esteira, conferir: SARLET, Ingo Wolfgang; FIGUEIREDO, Mariana Filchtiner. Notas sobre o direito..., p. 59.

465 Esta expressão foi utilizada pela autora como meio de suscitar uma leve crítica à desenfreada corrida existente entre as funções estatais no Brasil. É notória a contenda entre os Poderes em que o Judiciário profere decisões invasivas e extrapoladas; o Executivo

rência às melhores condições de atendimento à população mediante o oferecimento de serviços públicos de qualidade. Com base nisso, cuidar-se-ia de uma verdadeira assunção primitiva de cada função inerente aos órgãos estatais e, consequentemente, a cooperação entre eles. Isto quer dizer que devolvida a responsabilidade de administração, implementação e concretização de medidas assecuratórias ao Poder Executivo, e este as desempenhando regular e fielmente, o Poder Judiciário não seria compelido a imiscuir nas atividades da Administração cuidando apenas dos casos levados à juízo por se referirem a situações casuísticas excepcionais e não como tem sido a regra geral aplicada.

Isso tudo num plano ideal em que o Legislativo edita as normas, o Executivo formula as políticas públicas aptas a garantir os direitos básicos dos cidadãos e o Judiciário fiscaliza as atividades dos demais Poderes de acordo com as metas traçadas pela Constituição e Leis, permanecendo inerte até que seja acionado, excepcionalmente, por alguma violação flagrante ao direito de certo indivíduo ou da coletividade.

O grande empecilho para que esta medida seja realizada está diretamente associado ao financiamento para a implementação de tais mecanismos garantidores, uma vez que requerem vultoso e contínuo fluxo de caixa entre os entes federativos[466]. Por essa razão, há tantos obstáculos para a efetivação da Emenda Constitucional nº 29, de 13 de setembro de 2000, que reproduz a realidade fática brasileira e demonstra a carência demasiada não apenas de recursos, mas, inclusivamente, de infraestru-

inerte e alheio às necessidades básicas dos cidadãos; o Legislativo em constante processo de legiferação buscando conter os poderes do Judiciário, dentre outros atos. Com base nisso, acreditamos que a situação atual não se mostra benéfica para nenhuma das esferas de governo, causando prejuízos especificamente para a população que vive em constantes processos de mudança e sob a arbitrariedade destas disputas.

466 "Na verdade, o orçamento orienta a atividade financeira do Estado e, dando-lhe roupagem democrática, a Constituição determinou que a abertura de créditos, à exceção dos extraordinários, deve ser feita por lei, 'justamente como forma de garantir ao cidadão uma política pública derivada de um processo legislativo do qual ele próprio democraticamente participou, com a escolha de seus representantes'". Alves, Raquel de Andrade Vieira. Legalidade financeira e ativismo judicial: judicialização das políticas públicas. Revista da Subseção Judiciária do Rio de Janeiro, nº 28, Rio de Janeiro, 2010, p. 148 apud De Paula, Daniel Giotti. Direito à saúde..., p. 202.

tura apta a atender as necessidades dos indivíduos menos favorecidos no contexto social e que não possuem acesso a quaisquer meios de tutela da sua saúde e da sua própria existência com um mínimo de dignidade.

Está claro que quanto mais recursos financeiros o Estado dispor, mais ele implementará medidas de políticas públicas. Neste contexto, Stephen Holmes e Cass Sunstein atrelaram a exigibilidade do direito à existência de recursos públicos para custeá-los, pela simples razão de que os direitos têm custos, portanto, eles não podem ser perfeita e completamente protegidos[467]. De igual sorte, a "concretização dos direitos constitucionais se reduz quando os recursos públicos estiverem esgotados, assim como serão suscetíveis de expansão – atingindo maior número de interessados que melhorarão qualitativamente –, se os recursos públicos aumentarem"[468].

Singelamente, pode-se dizer que o meio mais eficaz e pacífico para a solução destes problemas está diretamente associado ao princípio da separação dos poderes. Primeiramente, encarando-o não como uma divisão radical entre as funções estatais, mas, de outra sorte, considerando uma verdadeira colaboração entre os poderes, respeitando-se as funções típicas inerentes a cada um, porém, com as atribuições atípicas envolvidas num complexo sistema de cooperação entre eles de modo que todos perquiram o bem máximo e fundamental de qualquer sociedade, ou seja, a proteção do bem público firmado no interesse público primário promovendo a consequente harmonia constitucionalmente prevista no artigo 2º, da Constituição Federal Brasileira.

Ponto controverso, porém, salutar, é a responsabilidade solidária entre os entes federativos na concretização da proteção da saúde. Isto se deve ao fato da obrigação solidária implicar o reconhecimento de que a cada ente é atribuída a responsabilização integral pela promoção do direito à saúde pleiteada, entendimento reiteradamente manifestado pelos juízes brasileiros, inclusive pelo Supremo Tribunal Federal. Contudo, àquele

[467] Holmes, Stephen; Sunstein, Cass R. The cost of rights. Why liberty depends on taxes. W. W. Norton & Company, New York-London, 1999, p. 120.

[468] Holmes, Stephen; Sunstein, Cass R. El costo de los derechos: por qué la libertad depende de los impuestos? Tradução de Stella Mastrangello, Siglo Veintuno, Buenos Aires, 2011, p. 120 apud De Paula, Daniel Giotti. Direito à saúde..., p. 201.

que a prestou integral e isoladamente remanesce o direito de reaver dos demais entes a sua cota parte, como forma de indenização pela parcela despendida, ocasião basicamente concretizadora da confluência entre o direito privado e o direito público[469].

Todavia, os reflexos desta responsabilização ultrapassam a garantia do procedimento ou medicamento a ser distribuído ao usuário solicitante, uma vez que a ausência de controle e fiscalização das demandas acaba por efetivar a medida com dupla ou até triplicidade indo além da determinação judicial. Além do mais, são impostas multas diárias de valores expressivos ao Poder Público, caso não cumpram as determinações judiciais atempadamente, mesmo que em sede de deferimento liminar, dentre outras consequências que não serão detalhadas neste trabalho.

Como possível solução ao enfrentamento deste problema, Daniel Sarmento e Cristina Telles[470] suscitam brevemente um regime de corresponsabilização subsidiária entre os entes federativos, em contraposição à definição de que cada ente político responde, isoladamente, "pela omissão na prestação do dever estatal de oferecimento do serviço de saúde"[471]. Neste modelo subsidiário as obrigações de fornecimento se efetivarão de acordo com as responsabilidades básicas precipuamente estabelecidas[472], de forma que o Judiciário proclame na sentença um verdadeiro benefício de ordem considerando, inclusive, as condições orçamentárias dos entes públicos, sem prejuízo do deferimento liminar da pretensão com base no juízo de verossimilhança.

[469] Sarlet, Ingo Wolfgang e Molinaro, Carlos Alberto. Democracia ..., p. 56.

[470] Sarmento, Daniel; Telles, Cristina. Judicialização da saúde..., p. 127-129.

[471] De Paula, Daniel Giotti. Direito à saúde..., p. 203.

[472] É possível inferir as cotas referentes a cada esfera governativa segundo as diretrizes traçadas pela Lei nº 8080, de 19 de setembro de 1990, lei que disciplina as condições para a promoção, proteção e recuperação da saúde, a organização e o funcionamento dos serviços correspondentes e dá outras providências. Disponível em: http://www.planalto.gov.br/ccivil_03/leis/l8080.htm. Acesso em 28 de agosto de 2014.

CONSIDERAÇÕES FINAIS

Uma vez transposto o caminho percorrido e sem qualquer pretensão de solucionar o embate vivido entre os poderes hodiernamente, no presente enredo fora demonstrada a devolução de atribuições a cada esfera de poder delimitando o campo de assunção atípica de funções e, principalmente, trazendo a retomada das principais atividades de cada um concatenados ao mesmo fim.

A concretização do direito à proteção da saúde de modo que o Judiciário limite sua atividade interventiva e os demais poderes atuem com mais proatividade para a assegurar os direitos elementares dos cidadãos, logo a saúde que está intimamente ligada ao bem mais precioso tutelado pelo direito: a vida humana.

Em linhas gerais, o princípio da separação dos poderes há muito tem sido alvo de debates e considerações, especialmente no que tange à delimitação funcional pertencente a cada um. Passamos de uma análise radical que desconsiderava a independência do Poder Judicial (ao passo que ele era considerado apenas como a "boca que pronuncia a lei"), de igual sorte a sobrevalorização do Legislativo ao criar leis de acordo com sua vontade e ao Executivo em concretizá-las de acordo com sua conveniência, para um verdadeiro reconhecimento da importância de cada um agindo isolada e conjuntamente, evoluindo até as teorias que reconhecem uma verdadeira colaboração entre os poderes. Haja vista que o princípio da separação dos poderes visa assegurar que a cada um dos órgãos superiores do Estado caiba um "domínio funcional de competências reservado"[473], destituído de qualquer influência, interferência ou controle por parte dos demais poderes.

[473] Piçarra, Nuno. A reserva..., p. 339.

De igual modo, o evento da constitucionalização dos direitos fundamentais que conferiu a garantia de sua tutela judicial e, em decorrência disso, o cidadão passou a deter o direito de "recorrer à via judicial ante a violação de seus direitos pelos poderes públicos – nesse contexto, o poder Executivo"[474].

Por esse motivo, acredita-se que a constituição não significa mero pedaço de papel como fora proposto por Ferdinand Lassale, uma vez que num determinado conflito ela não deve ser considerada o lado mais fraco, diversamente, como meio adequado para assegurar a sua força normativa. Por força normativa da Constituição, vislumbra-se a finalidade de adequação da norma abstratamente prevista ao caso fático concretamente realizado, nestas circunstâncias ressaltando a vontade de poder e a vontade de constituição presentes na consciência geral. É importante compreender que a Constituição se mostrará imponente aos fatos da vida real fazendo prevalecer a norma constitucionalizada sobre a realidade cometida, ou seja, a observância repressiva da constituição jurídica diante da constituição real[475].

Por outro lado, no que diz respeito ao juiz constitucional, é importante ressaltar que a ele não compete à correção da Constituição por suas soluções não acertadas ou desavisadas, competindo, prioritariamente, cumprir seus preceitos zelando pela observância da Constituição especialmente pela proteção dos direitos fundamentais, igualmente, que o juiz não pode fazer-se substituir ao legislador constitucional (que é o legitimado para expressar a vontade da maioria[476]).

[474] Hesse, Konrad. Significado dos Direitos Fundamentais. In Temas Fundamentais de Direito Constitucional. Traduzido por Carlos dos Santos Almeida. 1ª Edição 2009, 2ª tiragem 2013, Editora Saraiva, São Paulo, p. 68-69.

[475] Hesse, Konrad. A força normativa da Constituição. Tradução de Gilmar Ferreira Mendes, Editora Sérgio Antonio Fabris Editor, Porto Alegre, 1991, p. 24-27.

[476] De acordo com esse preceito de representatividade democrática da maioria, as escolhas formuladas pelo Poder Público também devem atender a critérios democráticos. "A ciência dos custos dos direitos, isto é a informação minimamente precisa aos cidadãos acerca das escolhas possíveis, torna mais legítimo o processo democrático, pois assegura a geração de escolhas públicas mais bem fundamentadas, refletidas e responsáveis". Galdino, Flávio. Introdução à Teoria..., p. 344.

De certa maneira, aos juízes constitucionais incumbe interpretar os preceitos expressos na lei fundamental apurando seu sentido e alcance em conformidade com a densidade normativa que detêm, não sendo possível a eles desqualificar uma norma constitucional arbitrariamente, uma vez que todas elas são dotadas de obrigatoriedade, princípios ou diretivas políticas[477].

Como consequência, constata-se o exercício exagerado da atividade judicante hodiernamente, ocasião intensificadora da postura ativista originariamente provinda do contexto norte-americano e que tem acarretado a prolação de decisões verdadeiramente dotadas de ingerência no âmbito das atividades dos demais poderes, especificamente quando o objeto do litígio versa sobre a proteção da saúde do cidadão.

Neste sentido, o Judiciário tem imposto ao Poder Executivo que concretize sob quaisquer circunstâncias o direito tutelado pelo indivíduo, sem observar as condições financeiras reais do Estado para custear aquele direito fundamental e preterindo o interesse público em benefício da recuperação ou garantia da saúde de uma pessoa apenas, vez que cada dia mais têm sido ajuizadas demandas solicitando ao Poder Público que efetive o direito constitucional à saúde por meio de tratamentos ou medicamentos de altíssimos custos.

Observa-se, inclusive, que Fernando Rister de Sousa Lima[478], ao analisar decisões do STF em Direito à Saúde, ratificou a ausência de diálogo

[477] Moreira, Vital. Princípio da maioria..., p. 193.

[478] Fernando Lima afirma que "Na maioria dos pleitos analisados, percebeu-se que o Supremo julga sem fazer qualquer menção ao referido princípio, diferente do que ocorria outrora. Constatou-se ainda que não há diálogo algum com os argumentos proferidos pela política. Nesse diapasão, a separação de poderes é ignorada ou revogada pela completa ignorância comunicacional das decisões, ou seja, o princípio da separação dos poderes é completamente ignorado – não é citado, tampouco há distinção comunicacional; é como se não existisse. O ambiente comunicacional dessas decisões se encontra fechado – ou com pouca abertura –, não se tipificando o acoplamento estrutural. Nota-se, pois, a não abertura cognitiva na maioria das decisões à política. Daí se infere o porquê de a Corte ignorar o princípio em comento, forjado justamente para limitar os poderes e garantir voz em especial ao Legislativo e ao Executivo". LIMA, Fernando Rister de Sousa. Decisões do STF em Direito à Saúde: aspectos econômicos e políticos. São Paulo: Almedina, 2020. p. 105.

entre os Poderes, outrossim, que o princípio da separação dos poderes é completamente ignorado nas decisões proferidas.

Em decorrência desta situação, seria benéfica uma postura mais contida do Judiciário ao proferir suas decisões, deixando de "legislar" enquanto decide buscando, primordialmente, cumprir os preceitos constitucionais e não fazer-se substituir às eventuais omissões dos Poderes Legislativo e Executivo, como tem sido feito atualmente.

Este evento é concebido como a cláusula da autocontenção judicial ou *judicial self-restraint*. Dessa cláusula depreende-se a orientação que é dada aos juízes acerca dos perigos de invasão em decisões próprias da Administração, situações em que os juízes interpretam ou constroem o direito modulando ou relativizando as compreensões jurídicas relacionadas à competência e à responsabilidade do Judiciário perante os outros Poderes[479].

O intento perquirido pela cláusula da autocontenção é a exigência de que os juízes exerçam com cautela a interpretação dos direitos fundamentais fora da deferência do corpo representativo eleito, detentor principal da responsabilidade numa sociedade para promulgar as mudanças legislativas importantes, ao mesmo tempo a eles incumbe, em particular, absterem-se de estatuir legalmente quaisquer direitos que não estavam previstos no corpo da lei previamente[480].

Na concepção de Vital Moreira, a cláusula da *judicial self-restraint* não há sequer que ser invocada, uma vez que o juiz constitucional tem a faculdade de censurar o legislador ordinário "*se e na medida que este esteja vinculado pela Constituição*, independentemente do mérito ou demérito das soluções legislativas em causa"[481] (sic). Entretanto, caso o legislador estivesse constitucionalmente vinculado e de alguma forma tenha violado a Constituição caberá ao juiz constitucional reverter as consequências da inconstitucionalidade independentemente das questões políticas ou outras quaisquer que estejam envolvidas.

Por isso, não há que se permitir que o juiz constitucional usurpe a função desempenhada pelo legislador ordinário, que representa a maioria

[479] ROCHA, Márcio Oliveira. Ativismo Judicial..., p. 22.
[480] MAHONEY, Paul. Judicial activism..., p. 58.
[481] MOREIRA, Vital. Princípio da maioria..., p. 194.

democraticamente legitimada e efetua as escolhas constitucionalmente admissíveis, mas que se mantenha adstrito aos seus limites decorrentes da Constituição. Insígne nota feita por Vital Moreira ratifica o aludido acrescentando que a "tarefa de fiscalização da constitucionalidade não consente ao juiz constitucional emitir *normas substitutivas das normas declaradas inconstitucionais*, mesmo a título provisório, nem sequer ditar ao legislador as normas que este haja de emitir para substituir as normas declaradas inconstitucionais"[482], competindo ao próprio legislador a eleição das vias concretas para a regulação legislativa.

A partir disso, destaca-se a necessidade de ser levada a sério a observância dos limites orçamentários dos recursos públicos, de forma que tomar os direitos a sério significa levar a escassez à sério, igualmente[483].

Para melhor depreensão da escassez e da existência dos limites públicos orçamentários, infere-se da inteligência de Flávio Galdino, que brilhantemente enuncia:

> A compreensão dos custos como meios de promoção dos direitos, e a observação empírica de que tais meios são insuficientes para atender a todas as demandas, leva necessariamente à conclusão de que não é propriamente a 'exaustão da capacidade orçamentária' que impede a realização de um determinado direito subjetivo fundamental (embora isso também seja possível). O referido argumento usualmente presta-se a encobrir as trágicas escolhas que tenham deixado de fora do universo do possível a tutela de um determinado bem invocado na qualidade de 'direito' fundamental. De outra face, a retórica da 'exaustão orçamentária' cria um sentimento de que 'direitos' há – inclusive fundamentais – que não são objeto de tutela, restando 'abandonados', o que nos parece extremamente prejudicial à segurança jurídica e à estabilidade das instituições. Tal situação de desconfiança e de falta de credibilidade prejudica a tutela dos direitos como um todo, o que é desaconselhável[484].

[482] MOREIRA, Vital. Princípio da maioria..., p. 196.
[483] HOLMES, Stephen et SUNSTEIN, Cass R. The Cost of Rights. Why liberty depends on taxes. W.W. Norton & Company, New York/London, 1999, p. 94.
[484] GALDINO, Flávio. Introdução à Teoria..., p. 235.

Neste sentido, a tese de que os direitos fundamentais e os fundamentais sociais são imediatamente passíveis de fruição por todos os brasileiros, segundo as disposições normativas constantes da Constituição de 1988, é veementemente refutada por Flávio Galdino, que enuncia uma verdadeira prodigalidade do texto constitucional. Igualmente, ressalta que

> [...] em seu texto multiplicam-se incansáveis as referências à gratuidade, seja de modo direto, seja de modo indireto, prometendo diversas vezes dispendiosas prestações públicas aos indivíduos – não raro a todos os indivíduos – independentemente de qualquer contraprestação por parte dos beneficiários (ou mesmo de outrem). Quase sempre criam-se despesas infinitas e indeterminadas sem se preocupar minimamente com qualquer previsão de receitas orçamentárias (vinculadas ou não a tais despesas)[485].

Neste sentido, só serão considerados direitos fundamentais verdadeiramente subjetivos aqueles que forem passíveis de realização concreta, ou seja, após a análise estatal-administrativa dos respectivos custos e benefícios, deduz-se que é viável a efetivação do direito fundamental ou fundamental social em análise reconhecendo- o legitimamente como direito subjetivo e exigível, uma vez que

> no mais das vezes, é imprescindível a análise sistêmica e não individualizada dos direitos, pois como visto, no plano da escassez, a alocação justa de direitos deve colocar na balança as trágicas escolhas possíveis e não apenas as (eventualmente pródigas) opções axiológicas do legislador eventual ou do administrador da hora[486].

Diversamente, constata-se que ao passo que o Estado é indispensável ao reconhecimento e efetivação dos direitos, e tendo em conta que o Estado somente funciona em razão das possibilidades de recursos econômico-financeiros captadas junto aos indivíduos singularmente considerados, infere-se que os direitos só existem onde há fluxo orçamentário

[485] GALDINO, Flávio. Introdução à Teoria..., p. 337.
[486] GALDINO, Flávio. Introdução à Teoria..., p. 343.

que o permita[487]. Na esteira de Holmes e Sunstein, "à verdade óbvia de que os direitos dependem do governo deve-se acrescentar um corolário lógico, rico em implicações: direitos custam dinheiro. Os direitos não podem ser protegidos ou aplicados sem financiamento e apoio públicos" [tradução da autora][488].

Para arrematar, vislumbra-se como possível proposta adequada ao equilíbrio do direito à saúde entre os indivíduos coletivamente considerados a real equalização dos meios de acesso ao direito fundamental social de proteção à saúde, bem como a implementação de políticas públicas efetivas pelo Poder Executivo, assumindo o papel de real provedor e garantidor da saúde pública, de acordo com a limitação orçamentária existente e diante das demais necessidades públicas que também requerem gastos financeiros.

Para isto, deve-se ter em conta que todos os direitos têm custos e que sua gratuidade integral e universal é completamente inviável, haja vista que o Estado não possui recursos bastantes para assegurar a todos os direitos que lhe são natural e constitucionalmente inerentes sem que comprometa a existência do próprio Estado. Não se está aqui a defender a escusa estatal para o incumprimento de políticas públicas, mas sim de se observar as reais condições sem atacar o núcleo mínimo existencial dos direitos de forma a equilibrar a concessão de direitos com a possibilidade de concretização real pelo Estado, sem que este seja levado à bancarrota para alcançar o elísio social.

Conclusivamente, a teoria do ativismo ou criativismo judicial merece ser refutada, uma vez que sua prática descontrolada induz a prolação de sentenças manipulativas ou construtivas assumindo, equivocadamente, o papel de juiz-legislador, ocasião que macula o princípio da maioria, bem como a repartição de funções entre o legislador e o juiz constitucional que impõem limites efetivos aos poderes do juiz, uma vez que "tudo o que

[487] Holmes, Stephen et Sunstein, Cass R. The Cost of Rights. Why liberty depends on taxes. W.W. Norton & Company, New York/London, 1999, p. 20 apud Galdino, Flávio. Introdução à Teoria..., p. 204.

[488] *"to the obvious truth that rights depend on government must be added a logical corollary, one rich with implications: rights cost money. Rights cannot be protected or enforced without public funding and support"*. Holmes, Stephen et Sunstein, Cass R. The Cost of Rights..., p. 15.

na actuação dos poderes públicos infrinja a Constituição cai na alçada do juiz constitucional e deve ser por ele anulado, mas os seus poderes acabam lá onde começa a *reserva do legislador*"[489].

[489] MOREIRA, Vital. Princípio da maioria..., p. 198.

REFERÊNCIAS

AFONSO, Orlando Viegas Martins. **Poder Judicial. Independência in Dependência**. Editora Almedina, Coimbra, 2004.

ALEXY, Robert. **Teoria de los derechos fundamentales**. Centro de Estudios Constitucionales, Madrid, 1993

ANDRADE, José Carlos Vieira de. **Lições de Direito Administrativo**. 3ª edição, Imprensa da Universidade de Coimbra, Coimbra, 2013.

ANDRADE, José Carlos Vieira de. **Os Direitos Fundamentais na Constituição Portuguesa de 1976**. 5ª edição, Editora Almedina, Coimbra, 2012.

ANDRADE, José Carlos Vieira de. **Legitimidade da Justiça Constitucional e princípio da maioria** *in* Legitimidade e Legitimação da Justiça Constitucional, Colóquio no 10º Aniversário do Tribunal Constitucional realizado em Lisboa, em maio de 1993, Coimbra Editora, Coimbra, 1995.

AÑON, Carlos Lema. **Apogeo y crisis de la ciudadanía de la salud. Historia del derecho a la salud en el siglo XX**. Instituto de Derechos Humanos Bartolomé de Las Casas Universidad Carlos III de Madrid, Editora Dykinson, 2012

ARENHART, Sérgio Cruz. **As ações coletivas e o controle das políticas públicas pelo Poder Judiciário**. Disponível em: http://www.prrj.mpf.gov.br/custoslegis/revista_2009/2009/aprovados/2009a_Tut_Col_Arenhart%2001.pdf Acesso em 05 de fevereiro de 2014.

BAHIA,GabrielMatos.**Controlejurisdicionalérealidade**.Disponível em: http://www.conjur.com.br/2011-abr-02/controle-jurisdicional-politicas-publicas-tornado- realidade. Acesso em 12 de fevereiro de 2014.

BARROSO, Luís Roberto. **Interpretação e Aplicação da Constituição**. 6ª edição, Editora Saraiva, 2004.

BARROSO, Luís Roberto. **Judicialização, Ativismo Judicial e Legitimidade Democrática**. Disponível em: http://www.oab.org.br/editora/revista/users/revista/1235066670174218181901.pdf. Acesso em 28 de fevereiro de 2014.

BOBBIO, Norberto. **A Era dos Direitos.** 4ª Reimpressão, Editora Campus.

BONAVIDES, Paulo. **Curso de Direito Constitucional.** 28ª edição, Editora Malheiros, São Paulo, 2012.

BOTELHO, Catarina Santos. **"Haja uma nova jurisdição constitucional. Pela introdução de um mecanismo de acesso directo dos particulares ao Tribunal Constitucional".** Disponível em: http://www.oa.pt/Conteudos/Artigos/detalhe_artigo.aspx?idc=31559&idsc=112472&ida=1 12724. Acesso em 23 de janeiro de 2013.

BOTELHO, Catarina Santos. **A tutela directa dos direitos fundamentais. Avanços e recuos na dinâmica garantística das Justiças Constitucional, Administrativa e Internacional.** Editora Almedina, Coimbra, 2010.

BRASIL, Bárbara Dayana. **Limites e Vínculos do Controle Jurisdicional de Políticas Públicas no Estado Constitucional.** Dissertação de Mestrado, Universidade Vale do Itajaí

- UNIVALI, Itajaí, 2008

BULOS, Uadi Lammêgo. **Direito Constitucional ao alcance de todos.** Editora Saraiva, São Paulo, 2009

CANOTILHO, J. J. Gomes. **"Metodologia Fuzzy" e "Camaleões Normativos" na problemática actual dos direitos económicos, sociais e culturais in Estudos sobre Direitos Fundamentais.** 2ª edição, Coimbra Editora, Coimbra, 2008.

CANOTILHO, J.J. Gomes e MOREIRA, Vital. **CRP – Constituição da República Portuguesa Anotada.** Vol. I, 4ª edição, Coimbra Editora, Coimbra, 2007.

CANOTILHO, J. J. Gomes. **Direito Constitucional e Teoria da Constituição.** 7ª edição, Editora Almedina, Coimbra, 2003.

CANOTILHO, J. J. Gomes. **Constituição Dirigente e Vinculação do Legislador. Contributo para a compreensão das normas constitucionais programáticas.** 2ª edição, Coimbra Editora, Coimbra, 2001.

CANOTILHO, José Joaquim Gomes. **Jurisdição Constitucional e intranquilidade discursiva** *in* Perspectivas Constitucionais. Nos 20 anos da Constituição de 1976, org. Jorge Miranda, Vol. I, Coimbra Editora, Coimbra, 1996.

CANOTILHO, J. J. Gomes. **Direito Constitucional.** 6ª edição, Editora Almedina, Coimbra, 1993.

CANOTILHO, J. J. Gomes. **A concretização da Constituição pelo Legislador e pelo Tribunal Constitucional** *in* Nos Dez anos da Constituição, organização de Jorge Miranda, Imprensa Nacional Casa da Moeda, Lisboa, 1987.

CARLINI, Angélica. **A saúde pública e as decisões dos Tribunais – apontamentos para uma reflexão crítica.** *In* Direito Sanitário. Organizadores: Felipe Dutra Asensi e Roseni Pinheiro, Editora Campus Jurídico, Elsevier, Rio de Janeiro, 2012.

CASTRO, José L. Cascajo. SENDRA, Vicente Gimeno. **Temas clave de la Constitucion Española. El recurso de amparo.** 2ª edição, Editora Tecnos, 1988.

CORREIA, Fernando Alves. **Os direitos fundamentais e a sua protecção jurisdicional efectiva.** Boletim da Faculdade de Direito, Vol. LXXIX, Universidade de Coimbra, Coimbra, 2003.

CORREIA, Fernando Alves. **A justiça constitucional em Portugal e em Espanha. Encontros e divergências.** Direito. Revista Xurídica da Universidade de Santiago de Compostela, Vol. 7, Nº 2, 1998.

CORREIA, Fernando Alves. **I Conferência da Justiça Constitucional da Ibero-América, Portugal e Espanha.** Lisboa. Sala do Senado da Assembleia da República. 10- 14 de outubro de 1995.

CORREIA, José Manuel Sérvulo. **Legalidade e autonomia contratual nos contratos administrativos.** Dissertação de Doutoramento em Ciências Jurídico-Políticas na Faculdade de Direito da Universidade de Lisboa, Editora Almedina, Reimpressão da edição de 1987.

D'ANDRADE, Raul Moreira. **Independência do Poder Judicial perante o Poder Executivo.** Separata da Revista SCIENTIA IVRIDICA, Tomo XXI, nº 118-119, Setembro-Dezembro, Livraria Cruz, Braga, 1972.

DE PAULA, Daniel Giotti. **Direito à saúde e finanças públicas: uma questão "trágica".** *In* Direitos Sociais: Fundamentos, Judicialização e Direitos Sociais em Espécie. 2ª tiragem, Editora Lumen Juris, Rio de Janeiro, 2010.

DI PIETRO, Maria Sylvia Zanella. **Direito Administrativo**, 24ª edição, Editora Atlas, São Paulo, 2011.

DIMOULIS, Dimitri. **Princípio da Separação dos Poderes.** Texto extraído da obra Dicionário de Direito Constitucional, São Paulo, Editora Saraiva, 2007.

FERREIRA FILHO, Manoel Gonçalves. **Direitos Humanos Fundamentais.** Editora Saraiva, 14ª edição, São Paulo, 2012.

FORBATH, E. William. **Social and Economic Rights in the American Grain. Reclaiming Constitutional Political Economy** *in* The Constitution in 2020, edited by Jack M. Balkin e Reva B. Siegel, Oxford University Press, USA, 2009.

GALDINO, Flávio. **Introdução à Teoria dos Custos dos Direitos. Direitos Não Nascem em Árvores.** Editora Lumen Juris, Rio de Janeiro, 2005.

GARCIA, Emerson. **Princípio da Separação dos Poderes: os Órgãos Jurisdicionais e a Concreção dos Direitos Sociais** *in* Revista da Faculdade de Direito da Universidade de Lisboa, Vol. 46, N. 2, 2005, p. 955-1003.

GISBERT, Rafael Bustos. **¿Está agotado el modelo de recurso de amparo diseñado en la Constitución Española?**. Revista Teoría y Realidad Constitucional, Nº 4, 2º semestre 1999, Universidad Nacional de Educación a Distancia Editorial Centro de Estudos Ramón Areces.

GUEDES, Néviton. **Tomemos a sério o princípio da separação de Poderes**. Disponível em: http://www.conjur.com.br/2013-jan-21/constituicao-poder-tomemos-serio-principio- separacao-poderes. Acesso em 10 de fevereiro de 2014.

HAARSCHER, Guy. **A filosofia dos direitos do homem**. Editora Instituto Piaget, Lisboa.

HESPANHA, António Manuel. **Governo da Lei ou Governo dos Juízes? O primeiro séculodoSupremoTribunaldeJustiçaemPortugal**. Disponível em: http://www.historiaconstitucional.com/index.php/historiaconstitucional/article/viewFile/30 1/259. Acesso em 28 de fevereiro de 2014.

HESSE, Konrad. **Significado dos Direitos Fundamentais.** *In* Temas Fundamentais de Direito Constitucional. Traduzido por Carlos dos Santos Almeida. 1ª Edição 2009, 2ª tiragem 2013, Editora Saraiva, São Paulo.

HOLMES, Stephen; SUNSTEIN, Cass R. **The cost of rights. Why liberty depends on taxes**. W. W. Norton & Company, New York-London, 1999.

KMIEC, Keenan D. **The origin and current meanings of "judicial activism"** *in* Revista CaliforniaLawReview,October,2004. Disponível em: http://www.constitution.org/lrev/kmiec/judicial_activism.htm#Document2zzFN_Fd1.

Acesso em 18 de agosto de 2014.

KRAMER, Larry. **Political Organization and the Future of Democracy** *in* The Constitution in 2020, edited by Jack M. Balkin e Reva B. Siegel, Oxford University Press, USA, 2009.

KRELL, Andreas J. **Realização dos direitos fundamentais sociais mediante controle judicial da prestação dos serviços públicos básicos (uma visão comparativa)**. Revista de Informação Legislativa, Ano 36, nº 144, out./dez., Brasília, 1999, p. 239-260.

LIMA, Fernando Rister de Sousa. **Decisões do STF em Direito à Saúde**: aspectos econômicos e políticos. São Paulo: Almedina, 2020.

LOCKE, John. **Dois Tratados do Governo Civil**. Editora Edições 70, Lisboa, 2006.

LOUREIRO, João Carlos. **Adeus ao Estado Social? A segurança social entre o Crocodilo da economia e a Medusa da ideologia dos "direitos adquiridos"**. Coimbra Editora, Coimbra, 2010.

LOUREIRO, João Carlos. **Saúde no fim da vida: entre o amor, o saber e o direito. II - Cuidados.** Revista Portuguesa de Bioética, Nº 4, Abril/Maio, Coimbra, 2008.

LOUREIRO, João Carlos. **Saúde no fim da vida: entre o amor, o saber e o direito. I - Circunstâncias e conceitos**. Revista Portuguesa de Bioética, Nº 3, Dezembro, 2007.

LOUREIRO, João Carlos. **Direito à (proteção da) saúde**. Separata de Estudos em Homenagem ao Professor Doutor Marcelo Caetano. No centenário de seu nascimento. Edição da Faculdade de Direito da Universidade de Lisboa, Coimbra, Coimbra Editora, 2006.

MARMELSTEIN, George. **Efetivação Judicial dos Direitos Econômicos, Sociais e Culturais**. Dissertação de mestrado, Fortaleza, UFC, 2005.

MEDEIROS, Fabrício Juliano Mendes. **O Ativismo Judicial e o Direito à Saúde**. Editora Fórum, Belo Horizonte, 2011.

MEIRELLES, Hely Lopes *et al.* **Direito Administrativo Brasileiro**. 36ª edição, Editora Malheiros, São Paulo, 2010.

MELO, António Moreira Barbosa de. **Sobre o problema da competência para assentar**. Coimbra, 1988, texto policopiado.

MELO, António Moreira Barbosa de. **Direito Administrativo II (A protecção jurisdicional dos Cidadãos perante a Administração Pública)**. Coimbra, 1987, texto policopiado.

MELLO, Celso Antônio Bandeira de. **Curso de Direito Administrativo**. 26ª edição, Editora Malheiros, São Paulo, 2008.

MENDES, Gilmar Ferreira; COELHO, Inocêncio Mártires e BRANCO, Paulo Gustavo Gonet. **Curso de Direito Constitucional**. 4ª edição, Editora Saraiva, São Paulo, 2009.

MIRANDA, Jorge. **Funções, Órgãos e Actos do Estado**. Apontamentos de lições do Prof. Jorge Miranda, Faculdade de Direito da Universidade de Lisboa, Lisboa, 1990.

MIRANDA, Jorge. **Sentido e conteúdo da lei como acto da função legislativa** *in* Nos Dez anos da Constituição, organização de Jorge Miranda, Imprensa Nacional Casa da Moeda, Lisboa, 1987.

MONTESQUIEU. **Do Espírito das Leis**. Edições 70, Lisboa, 2011, Livro XI.

MOREIRA, Vital. **Princípio da maioria e princípio da constitucionalidade: legitimidade e limites da justiça constitucional** *in* Legitimidade e Legitimação da Justiça Constitucional, Colóquio no 10º Aniversário do Tribunal Constitucional realizado em Lisboa, em maio de 1993, Coimbra Editora, Coimbra, 1995.

MORETTO, Renata Cristina. **As semelhanças e distinções entre o mandado de segurança no direito brasileiro e o recurso de amparo perante o Tribunal Constitucional alemão.** Revista de Direito Constitucional e Internacional, São Paulo, Ano 16, Nº. 64, Julho-setembro, 2008, Instituto Brasileiro de Direito Constitucional, Editora Revista dos Tribunais.

NOVAIS, Jorge Reis. **Direitos Sociais. Teoria Jurídica dos Direitos Sociais enquanto Direitos Fundamentais.** 1ª edição, Coimbra Editora, Coimbra, 2010.

OTERO, Paulo. **O Poder de Substituição em Direito Administrativo. Enquadramento Dogmático-Constitucional.** Dissertação de doutoramento em Ciências Jurídico-Políticas na Faculdade de Direito da Universidade de Lisboa, Vol. I, LEX Lisboa, Lisboa, 1995

PIÇARRA, Nuno. **A reserva da Administração.** *In* Revista: O Direito, Ano 122, I Janeiro-Março, 1990.

PIÇARRA, Nuno. **A separação dos poderes como doutrina e princípio constitucional. Um contributo para o estudo das suas origens e evolução.** Faculdade de Direito de Lisboa, Coimbra Editora, Coimbra, 1989.

PRADO, Franklin Lobato. **Corrupção pública e violação dos direitos humanos.** Dissertação de Mestrado em Ciências Jurídico-Políticas apresentada à Faculdade de Direito da Universidade de Coimbra, Coimbra, 2007.

QUEIROZ, Cristina M. M. **Os actos políticos no Estado de Direito. O problema do controle jurídico do poder.** Editora Almedina, Coimbra, 1990.

RANGEL, Paulo Castro. **A separação dos poderes segundo Montesquieu** *in* Estudos em Homenagem ao Prof. Doutor Rogério Soares, Boletim da Faculdade de Direito da Universidade de Coimbra, Coimbra Editora, Coimbra, 2001.

RANGEL, Paulo Castro. **Repensar o Poder Judicial. Fundamentos e Fragmentos.** Edição Publicações Universidade Católica, Porto, 2001.

RAPOSO, Mário. **O exercício da função legislativa.** Boletim da Faculdade de Direito da Universidade de Coimbra, Vol. LVIII, Coimbra, 1982.

ROCHA, Márcio Oliveira. **Ativismo Judicial e Direito à Saúde. "O direito consiste nas profecias do que de fato farão os Tribunais?".** Editora Lumen Juris, Rio de Janeiro, 2013.

RUBIO LLORENTE, Francisco. **Minorías y mayorías en el poder constituyente. Anuario de derecho constitucional y parlamentario.** ISSN 1130-4243, Nº. 3, 1991, p. 57-58.

SANTOS, Boaventura de Sousa. **O Estado, a sociedade e as políticas sociais: o caso das políticas de saúde.** Revista Crítica de Ciências Sociais, Nº 23, Coimbra, Setembro de 1987.

SARLET, Ingo Wolfgang; MARINONI, Luiz Guilherme e MITIDIERO, Daniel. **Curso de Direito Constitucional.** 2ª edição, Editora Revista dos Tribunais, São Paulo, 2012.

SARLET, Ingo Wolfgang; FIGUEIREDO, Mariana Filchtiner. **Notas sobre o direito fundamental à proteção e promoção da saúde na ordem jurídico-constitucional brasileira.** *In* Direito Sanitário. Organizadores: Felipe Dutra Asensi e Roseni Pinheiro, Editora Campus Jurídico, Elsevier, Rio de Janeiro, 2012.

SARLET, Ingo Wolfgang. **A titularidade simultaneamente individual e transindividual dos direitos sociais analisada à luz do exemplo do direito à proteção e promoção da saúde.** *In* Direito Sanitário. Organizadores: Felipe Dutra Asensi e Roseni Pinheiro, Editora Campus Jurídico, Elsevier, Rio de Janeiro, 2012.

SARLET, Ingo Wolfgang e MOLINARO, Carlos Alberto. **Democracia – Separação de Poderes, Eficácia e Efetividade do Direito à Saúde no Judiciário brasileiro.**

Observatório do Direito à Saúde. Pontifícia Universidade Católica do Rio Grande do Sul, Porto Alegre, 2011.

SARLET, Ingo Wolfgang. **A eficácia dos direitos fundamentais. Uma teoria geral dos direitos fundamentais na perspectiva constitucional.** 10ª edição, Editora Livraria do Advogado, Porto Alegre, 2009.

SARLET, Ingo Wolfgang e FIGUEIREDO, Mariana Filchtiner. **Reserva do possível, mínimo existencial e direito à saúde: algumas aproximações.** Revista de Doutrina da 4ª Região, nº. 24, Porto Alegre, jul./2008. Disponível em: http://www.revistadoutrina.trf4.jus.br/artigos/edicao024/ingo_mariana.html. Acesso em: 24 de setembro de 2014.

SARLET, Ingo Wolfgang. **Algumas considerações em torno do conteúdo, eficácia e efetividade do direito à saúde na Constituição de 1988.** *In* Revista Eletrônica sobre a Reforma do Estado, número 11, setembro/outubro/novembro de 2007, Salvador, Bahia, Brasil.

SARMENTO, Daniel; TELLES, Cristina. **Judicialização da saúde e responsabilidade federativa: solidariedade ou subsidiariedade?** *In* Direito Sanitário.

Organizadores: Felipe Dutra Asensi e Roseni Pinheiro, Editora Campus Jurídico, Elsevier, Rio de Janeiro, 2012.

SILVA, Eduardo Santos. **Latitude do poder do juiz na interpretação da norma jurídica**. Breves considerações *in* Revista Meridionália, nº 3, Abril/2003.

SILVA, Frederico Rodrigues da. **Abordagem crítica acerca do interesse público: uma visão Brasil-Portugal**. Direito Público Sem Fronteiras, Instituto de Ciências Jurídico- Políticas, Coordenadores: Vasco Pereira da Silva e Ingo Wolfgang Sarlet, Faculdade de Direito da Universidade de Lisboa e Faculdade de Direito da Pontifícia Universidade Católica do Rio Grande do Sul, Junho de 2011.

SOARES, Rogério Guilherme Ehrhardt. **O conceito ocidental de constituição**. Boletim da Faculdade de Direito da Universidade de Macau. Ano 1, nº 1, 1997.

SOARES, Rogério Guilherme E. **Interesse Público, Legalidade e Mérito**. Dissertação de Doutoramento em Ciências Político-Económicas na Faculdade de Direito da Universidade de Coimbra, Coimbra, 1995.

SOARES, Rogério Guilherme Ehrhardt. **Princípio da legalidade e Administração Constitutiva**. Boletim da Faculdade de Direito da Universidade de Coimbra, Vol. LVII, Coimbra, 1981.

SOUZA NETO, Cláudio Pereira de. **A justiciabilidade dos direitos sociais: críticas e parâmetros**. SOUZA NETO, Cláudio Pereira de; SARMENTO, Daniel (org.). Direitos sociais: fundamentos, judicialização e direitos sociais em espécie. Editora Lumen Juris, Rio de Janeiro, 2010.

STARCK, Christian. **Jurisdição constitucional e tribunais comuns**. Anuário Português de Direito Constitucional, Coimbra Editora, Vol. IV, Coimbra, 2004-2005, p. 15.

URBANO, Maria Benedita. **Curso de Justiça Constitucional. Evolução histórica e modelos de controlo da constitucionalidade**. Editora Almedina, Coimbra, 2012.

URBANO, Maria Benedita. **The Law of Judges: Attempting against Montesquieu's legacy or a new configuration for an old principle?** Boletim da Faculdade de Direito da Universidade de Coimbra, Vol. LXXXVI, Coimbra, 2010.

VASCONCELOS, Pedro Carlos Bacelar de. **A separação dos poderes na Constituição Americana. Do veto legislativo ao executivo unitário – a crise regulatória**. Boletim da Faculdade de Direito da Universidade de Coimbra, Coimbra Editora, Coimbra, 1994.

VALE, Luís A. M. Meneses do. **Access to health care between rationing and responsiveness: problem(s) and meaning(s)** *in* Boletim da Faculdade de Direito da Universidade de Coimbra, Vol. LXXXVIII, Tomo I, Coimbra, 2012.

VAZ, Manuel Afonso. **Lei e Reserva da Lei. A causa da Lei na Constituição Portuguesa de 1976**. 2ª edição, Coimbra Editora, Coimbra, 2013.

ZIPPELIUS, Reinhold. **Teoria Geral do Estado**. 3ª edição, Fundação Calouste Gulbenkian, Lisboa, 1997.

LISTA DE JULGADOS

Acórdão nº 195/1994, do Tribunal Constitucional Português, proferido no Processo nº 478/93, sob a relatoria do Exmo. Conselheiro Fernando Alves Correia. Disponível em: http://www.tribunalconstitucional.pt/tc/acordaos/19940195.html.

Agravo Regimental na Suspensão de Tutela Antecipada nº 175, Ceará. Disponível em: www.stf.jus.br. **ConstituciónEspañola,1978.**Disponívelem: http://noticias.juridicas.com/base_datos/Admin/constitucion.t1.html#a53. Acesso em 22 de janeiro de 2013.

Constituição dos Estados Unidos da América. Disponívelem: http://www.direitoshumanos.usp.br/index.php/Documentos-anteriores-%C3%A0--cria%C3%A7%C3%A3o-da-Sociedade-das-Na%C3%A7%C3%B5es--at%C3%A9-1919/constituicao-dos-estados-unidos-da-america-1787.html. Acesso em 23 de setembro de 2014.

Declaração de Voto da Conselheira Maria Lúcia Amaral no **Acórdão nº 575/2014** do TribunalConstitucionalPortuguês. Disponível em: http://www.tribunalconstitucional.pt/tc/acordaos/20140575.html?impressao=1. Acesso em 25 de setembro de 2014.

Informativo nº 345, sobre a **ADPF nº 45 MC/DF**, que versa sobre políticas públicas, intervenção judicial e reserva do possível, analisada pelo Supremo Tribunal Federal Brasileiro, Brasília, publicação entre os dias 26 e 30 de abril de 2004. Disponível no site: www.stf.jus.br.

Ley Orgánica 2/1979, de 3 de octubre, Del Tribunal Constitucional. Disponível em: http://www.tribunalconstitucional.es/es/tribunal/normasreguladoras/Lists/NormasRegPDF/ Normas%20Reguladoras/leyorgtrib.pdf. Acesso em 24 de janeiro de 2013.

Resolução – RDC nº 38, de 12 de agosto de 2013. Que aprova o regulamento para os programas de acesso expandido, uso compassivo e fornecimento de medicamento pós- estudo. Disponível no site: http://bvsms.saude.gov.br/bvs/saudelegis/anvisa/2013/rdc0038_12_08_2013.html.

STF. 2ª Turma. **RE-AgR 393175 / Rio Grande do Sul**. Relator Ministro Celso de Mello. Julg. 12/12/2006. Publicação: DJ 02/02/2007. Disponível no site: www.stf.jus.br.

STF. 2ª Turma. **RE 581352 AgR / AM** - AMAZONAS. Relator Ministro Celso de Mello. Julg. 29/10/2013. Publicação: Dje 22/11/2013. Disponível no site: www.stf.jus.br.

STF. 1ª Turma. **RE nº 429903/RJ**, Relator Ministro Ricardo Lewandowski. Julg.25/06/2014. Informativo nº 752, de 23 de junho a 1º de julho de 2014. Disponível no site: www.stf.jus.br.

STF. 1ª Turma. **RE 642536 AgR / AP** – Amapá. Relator Ministro Luiz Fux. Julg. 05/02/2013. Publicação Dje: 27/02/2013. Disponível no site: www.stf.jus.br.

[NOTA 84] STF. 2ª Turma. RE-AgR 393175 / Rio Grande do Sul. Relator Ministro Celso de Mello. Julg. 12/12/2006. Publicação: DJ 02/02/2007.

A jurisprudência do Supremo Tribunal Federal (conforme podemos inferir do julgado: **STF.** 2ª Turma. **RE-AgR 393175** / Rio Grande do Sul. Relator Ministro Celso de Mello. Julg. 12/12/2006. Publicação: DJ 02/02/2007) tem firmado o entendimento bde que "o direito público subjetivo à saúde representa prerrogativa jurídica indisponível assegurada à generalidade das pessoas pela própria Constituição da República (art. 196). Traduz bem jurídico constitucionalmente tutelado, por cuja integridade deve velar, de maneira responsável, o Poder Público, a quem incumbe formular - e implementar - políticas sociais e econômicas idôneas que visem a garantir, aos cidadãos, o acesso universal e igualitário à assistência farmacêutica e médico-hospitalar. - ***O direito à saúde - além de qualificar-se como direito fundamental que assiste a todas as pessoas - representa consequência constitucional indissociável do direito à vida. O Poder Público, qualquer que seja a esfera institucional de sua atuação no plano da organização federativa brasileira, não pode mostrar-se indiferente ao problema da saúde da população, sob pena de incidir, ainda que por censurável omissão, em grave comportamento inconstitucional.*** A INTERPRETAÇÃO DA NORMA PROGRAMÁTICA NÃO PODE TRANSFORMÁ-LA EM PROMESSA CONSTITUCIONAL INCONSEQUENTE. - O caráter programático da regra inscrita no art. 196 da Carta Política - que tem por destinatários todos os entes políticos que compõem, no plano institucional, a organização federativa do Estado brasileiro - não pode converter- se em promessa constitucional inconseqüente, sob pena de o Poder Público, fraudando justas expectativas nele depositadas pela coletividade, substituir, de maneira ilegítima, o cumprimento de seu impostergável dever, por um gesto irresponsável de infidelidade governamental ao que determina a própria Lei Fundamental do Estado. DISTRIBUIÇÃO GRATUITA, A PESSOAS CARENTES, DE MEDICAMENTOS ESSENCIAIS À PRESERVAÇÃO DE SUA VIDA E/OU DE SUA SAÚDE: UM DEVER CONSTITUCIONAL QUE O ESTADO NÃO PODE DEIXAR DE CUMPRIR. – O reconhecimento judicial da validade jurídica de programas de distribuição gratuita de medicamentos a pessoas carentes dá efetividade a preceitos fundamentais da Constituição da República (arts. 5º, "caput", e 196) e representa, na concreção do seu alcance, um gesto reverente e solidário de apreço à vida e à saúde das pessoas, especialmente daquelas que nada têm e nada possuem, a não ser a consciência de sua própria humanidade e de sua essencial dignidade. Precedentes do STF". Neste mesmo sentido, conferir os seguintes Acórdãos:

STF. 2ª Turma. **RE 820910 AgR / CE** – Ceará. Relator Ministro Ricardo Lewandowsk. Julg. 26/08/2014. Publicação: Dje 04/09/2014. "EMENTA: agravo regimental no recurso extraordinário. constitucional. ação civil pública. interesses individuais indisponíveis. legitimidade do ministério público. direito à saúde. dever do estado. realização de tratamento médico. obrigação solidária dos entes da federação. situação de omissão da administração pública. concretização de políticas públicas pelo poder judiciário. possibilidade. agravo a que se nega provimento. i – o acórdão recorrido está em harmonia com a jurisprudência desta corte firmada no sentido de que o ministério público possui legitimidade para ingressar em juízo com ação civil pública em defesa de interesses individuais indisponíveis, como é o caso do direito à saúde. ii – a jurisprudência desta corte firmou-se no sentido de que é solidária a obrigação dos entes da federação em promover os atos indispensáveis à concretização do direito àsaúde, tais como, na hipótese em análise, a realização de tratamento médico por paciente destituído de recursos materiais para arcar com o próprio tratamento. portanto, o usuário dos serviços de saúde, no caso, possui direito de exigir de um, de alguns ou de todos os entes estatais o cumprimento da referida obrigação. iii – em relação aos limites orçamentários aos quais está vinculada a ora recorrente, saliente-se que o poder público, ressalvada a ocorrência de motivo objetivamente mensurável, não pode se furtar à observância de seus encargos constitucionais. iv – este tribunal entende que reconhecer a legitimidade do poder judiciário para determinar a concretização de políticas públicas constitucionalmente previstas, quando houver omissão da administração pública, não configura violação do princípio da separação dos poderes, haja vista não se tratar de ingerência ilegítima de um poder na esfera de outro. v – agravo regimental a que se nega provimento".

STF. 2ª Turma. RE 581352 AgR / AM - AMAZONAS. Relator Ministro Celso de Mello. Julg. 29/10/2013. Publicação: Dje 22/11/2013. "EMENTA: Ampliação e melhoria no atendimento de gestantes em maternidades estaduais - dever estatal de assistência materno-infantil resultante de norma constitucional - obrigação jurídico-constitucional que se impõe ao poder público, inclusive aos estados-membros - ***Configuração, no caso, de típica hipótese de omissão inconstitucional imputável ao estado-membro*** - desrespeito à constituição provocado por inércia estatal (RTJ 183/818-819) - Comportamento que transgride a autoridade da Lei Fundamental da República (RTJ 185/794-796) - A questão da reserva do possível: reconhecimento de sua inaplicabilidade, sempre que a invocação dessa cláusula puder comprometer o núcleo básico que qualifica o mínimo existencial (RTJ 200/191-197) - ***O papel do Poder Judiciário na implementação de políticas públicas instituídas pela Constituição e não efetivadas pelo Poder Público - a fórmula da reserva do possível na perspectiva da teoria dos custos dos direitos: impossibilidade de sua invocação para legitimar o injusto inadimplemento de deveres estatais de prestação constitucionalmente impostos ao Estado*** - a teoria da "restrição das restrições" (ou da "limitação das limitações") - Caráter cogente e vinculante das normas constitucionais, inclusive daquelas de conteúdo programático, que veiculam diretrizes de políticas públicas, especialmente na área da saúde (cf, arts. 196, 197 e 227) - ***A questão das "escolhas trágicas" - a colmatação de omissões inconstitucionais como necessidade institucional fundada em comportamento afirmativo dos juízes e tribunais e de que resulta uma positiva criação jurisprudencial do direito - controle jurisdicional de legitimidade da omissão do estado: atividade de fiscalização judicial que se justifica pela necessidade de observância de certos parâmetros constitucionais (proibição de retrocesso social, proteção ao mínimo existencial, vedação da proteção insuficiente e proibição de excesso)*** - doutrina - precedentes do Supremo Tribunal Federal". **(sem grifos no original)**

[NOTA 350] A Constituição dos Estados Unidos da América (1787) dispõe acerca do veto legislativo, em sua Seção 7, que: "Todo projeto de lei relativo ao aumento da receita deve se iniciar na Câmara dos Representantes; o Senado, porém, poderá apresentar emendas, como nos demais projetos de lei. Todo projeto de lei aprovado pela Câmara dos Representantes e pelo Senado deverá, antes de se tornar lei, ser remetido ao Presidente dos Estados Unidos. Se o aprovar, ele o assinará; se não, o devolverá acompanhado de suas objeções à Câmara em que teve origem; esta então fará constar em ata as objeções do Presidente, e submeterá o projeto a nova discussão. Se o projeto for mantido por maioria de dois terços dos membros dessa Câmara, será enviado, com as objeções, à outra Câmara, a qual também o discutirá novamente. Se obtiver dois terços dos votos dessa Câmara será considerado lei. Em ambas as Câmaras, os votos serão indicados pelo "Sim" ou "Não", consignando-se no livro de atas das respectivas Câmaras os nomes dos membros que votaram a favor ou contra o projeto de lei. Todo projeto que não for devolvido pelo Presidente no prazo de dez dias a contar da data de seu recebimento (excetuando-se os domingos) será considerado lei tal como se ele o tivesse assinado, a menos que o Congresso, suspendendo os trabalhos, torne impossível a devolução do projeto, caso em que este não passará a ser lei. Toda ordem, resolução, ou voto, para o qual for necessária a anuência do Senado e da Câmara dos Representantes (salvo questões de suspensão das sessões), será apresentado ao Presidente dos Estados Unidos; e não entrará em vigor enquanto não for por ele aprovado. Se, porém, ele não o aprovar, serão precisos os votos de dois terços do Senado e da Câmara dos Representantes para entrar em vigor, conforme as regras e limitações previstas para os projetos de lei".

Disponível em:http://www.direitoshumanos.usp.br/index.php/Documentos-anteriores-%C3%A0-cria%C3%A7%C3%A3o-da-Sociedade-das-Na%C3%A7%C3%B5es- at%C3%A9-1919/constituicao-dos-estados-unidos-da-america-1787.html. Acesso em 23 de setembro de 2014.